疾控人员心理防护手册

首都医科大学附属北京安定医院
北京预防医学会　编写

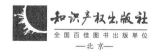

知识产权出版社
全国百佳图书出版单位
—北京—

图书在版编目（CIP）数据

疾控人员心理防护手册/首都医科大学附属北京安定医院，北京预防医学会编写. —北京：知识产权出版社，2021.1（2024.4 重印）

ISBN 978 - 7 - 5130 - 7315 - 8

Ⅰ. ①疾… Ⅱ. ①首… ②北… Ⅲ. ①医药卫生人员—卫生防疫—心理疏导—手册

Ⅳ. ①R185 - 62②R395.6 - 62

中国版本图书馆 CIP 数据核字（2020）第 240979 号

责任编辑：常玉轩　　　　　责任校对：王　岩

封面设计：陶建胜　　　　　责任印制：孙婷婷

疾控人员心理防护手册

首都医科大学附属北京安定医院
北京预防医学会　　　　编写

出版发行：知识产权出版社有限责任公司	网　　址：http://www.ipph.cn
社　　址：北京市海淀区气象路 50 号院	邮　　编：100081
责编电话：010 - 82000860 转 8572	责编邮箱：changyuxuan08@163.com
发行电话：010 - 82000860 转 8101/8102	发行传真：010 - 82000893/82005070/82000270
印　　刷：北京九州迅驰传媒文化有限公司	经　　销：各大网上书店、新华书店及相关专业书店
开　　本：880mm×1230mm　1/32	印　　张：6
版　　次：2021 年 1 月第 1 版	印　　次：2024 年 4 月第 2 次印刷
字　　数：140 千字	定　　价：48.00 元

ISBN 978 - 7 - 5130 - 7315 - 8

编委会名单

编写单位：首都医科大学附属北京安定医院
          北京预防医学会
主　　审：邓　瑛　王　刚
主　　编：闫　芳　李玉青
副主　编：刘　竞　陈　旭　肖存利　李文秀
编　　者：陈　旭　周晶晶　闫　芳　肖　乐
          冯　媛　刘　竞　崔　洁　张靖宇
          李丹阳　王璐妍　盛笑莹　朱雪泉
          周　佳
秘　　书：齐　涵

前　言

　　新型冠状病毒肺炎疫情发生以来，北京市 2800 余名疾控人 24 小时坚守在疫情防控第一线。他们虽然不在临床，却无时不在和新冠肺炎疫情面对面"交战"。这是一条隐形的"战线"，是让疫情平复下来的生死线。开展流行病学调查、排查密切接触者、进行实验室检测、实施疫源地消毒、制定防控指引、开展健康教育、接听咨询热线等，所有这些都是为了早日实现防控新冠肺炎疫情减增量的目的。为了让病毒无所遁形，疾控人在任务重、责任大、风险高的岗位上不分昼夜，奋勇前行，这期间承受着巨大的工作压力和心理压力。

　　为认真贯彻落实习近平总书记重要指示精神，落实中央应对新冠肺炎疫情工作领导小组《关于全面落实进一步保护关心爱护医务人员若干措施的通知》（国发明电〔2020〕5 号）和《国务院办公厅转发国家卫生健康委、人力资源社会保障部、财政部关于改善一线医务人员工作条件切实关心医务人员身心健康若干措施的通知》（国办发〔2020〕4 号）要求，以及北京市领导"关注关心一线工作人员，加强安全防护和心理疏导"的指示要求，落实一线人员心理疏解工作，北京预防医学会联合北京市疾病预防控制中心在全市疾控系统开展了一系列心理关爱行动。其中，《疾控人员心理防护手册》由北京预防医学会心理健康专业委员会和首都医科大学附属北京安定医院联合制作。在对全市疫情防控一线疾控人进行访谈的基础上，针对其出现的主要心理问题和心理健康需求，编写了本手册。手册以访谈中疾控人员的自述故事为引子，通过对故事人物的情绪分析，给出自我疗愈办法以及专业解读，再辅以科普小短文和心理放松实战技术。在此特别感谢接受编写组访谈的北京市西城区疾病预防控制中心、北京市朝阳区疾病预防控制中心、北京市海淀区疾病预防控制中心、北京市丰台区疾病预防控制中心和北京市通州区疾病预防控制中心的疾控人员。

希望本手册能让疾控人接纳自己的情绪，了解自我疗愈的力量，保持良好心态，更好地工作与生活。

编写组

2020 年 3 月

目　录

第一部分　一线访谈

第二部分　理论高地

第三部分　科普园地

第四部分　实战技术

第五部分　政策文件

第一部分

一线访谈

抑郁情绪：崩溃的情绪从何而来

【疾控人员自述】

疫情期间，我们每天忙于现场流行病学调查、消毒灭杀、实验室检查等工作。除了这些繁忙的工作之外，还常常面对各种人员的咨询以及各种各样的问题，头绪非常多，特别乱。很多时候，一些工作都是突发而至，真的是电话、微信全都停不下来，这个电话响完那个电话响，一直处于一种特别忙的状态。我自己感觉这种状态很不好，情绪也不太稳定。尤其是当患者的状况恶化，甚至抢救无效而离世时，我经常会陷入深深的自责，为自己无法挽救患者的生命而深感无力。在这种时刻，我时常会怀疑自己作为一名医护人员，所谓的救死扶伤是不是到头来只是一场笑话？这"老天"要想收了谁，我又能做些什么?! 亦或是我太差劲了，学无所长，空有白衣天使的头衔，在疾病面前却如此无能为力……

有时还遇到一些让人感到不舒服的情况，遇到一些不好沟通的患者或家属。在接通电话的那一刻，对方就直接开骂，或者是情绪崩溃的哭泣。也有一些人不理解，我们的很多措施是为了防控疫情，所以就对着我大喊大叫，无端地指责、谩骂。而我又不能着急，只能好好解释。但是挂断电话之后，其实我觉得自己都要崩溃了，有时候会把所有压力放在自己身上，把所有患者及家属的情绪转移到了自己的身上。有的时候会特别紧张，都能感觉到自己的心在咚咚地跳。前天刚刚哭了一场，发泄完了，觉得轻松好多。随着工作越来越有序，我的情绪也越来越好。

【情绪分析】

抑郁情绪可以被描述为悲伤、失落或愤怒的感觉，它会干扰一个人的日常活动。人们体验抑郁的方式不同。它可能会干扰你的日常工作，导致时间的浪费和工作效率的降低。它还会影响人际关系和身体健康状况。重要的是，要意识到情绪低落是生活中很正常的一部分。悲伤和沮丧的事情会发生在每个人身上。但是，如果经常感到沮丧或绝望，说明你有可能正在应对抑郁。

抑郁不仅仅是一种持续的悲伤或感觉"忧郁"。它可能会引起多种症状，有些影响情绪，有些影响身体。症状也可能是持续的，或来了又走。抑郁症状的主要表现为：

1. 情绪：如情绪低落、愤怒、攻击性、易怒、焦虑、不安。

2. 情感：如感到空虚、悲伤、无望。

3. 行为：如失去兴趣，不再在喜欢的活动中找到乐趣，容易感到疲劳，有自杀的想法，酗酒，吸毒，从事高风险的活动。

4. 性兴趣：如性欲减退，性行为缺乏。

5. 认知能力：如无法集中注意力，难以完成任务，在谈话中反应迟缓。

6. 睡眠模式：如失眠，睡眠不安，过度嗜睡，整晚不睡。

7. 身体健康：如精力下降，更易疲劳，食欲变化，体重变化，疼痛，头痛，胃肠痉挛增加。

【自愈的力量】

1. **接受自己的负面情绪**

悲伤是正常的情绪。有研究表明，复杂而负面的情绪不利于身体健康，而不愿意接受或压抑自己负面情绪会让情况变得更糟。接受自己的情绪，不要做任何评判。不要想"这么点小事，我有什么好伤心的呢?"而应该坦然接受自己的伤心情绪，接受有助于你更好地处理它们。

2. **哭泣的力量**

哭泣有助于体内内啡肽的释放，内啡肽是一种能改善情绪的物质。哭泣还会让人体内副交感神经系统活跃起来，以减缓压力和伤痛带来的不良情绪。哭泣是体内有效的缓解机制，可以把你的痛苦传递给外部环境。同时，当他人看到你哭泣时，自然也会给予你更多的关怀。

3. **减少自责、悦纳自我**

自责意味着把任何微小的错误、失败或决策上的微小失误都当做是自己完全的失败。自责损害自信心，使人感觉沮丧，情绪低落，还会令人觉得自己很差劲。它并不会解决什么问题，只会阻碍冷静地思考，只会使你觉得自己更差，更加怀疑自己的能力，阻碍改变自己真正想改进的方面。我们需要试着不那么苛刻地对待自己，珍惜自己的能力、品质和价值，就像对其他人那样。会更加关注自己积极优秀的一面，增进对自己优点的接受程度，关注自己取得的成就，体现的价值。慢慢地，我们会越来越能够接纳生活中的不完美，自己的不完美，并学着在这些不完美中享受成功，并体验快乐。

4. 建立积极的关系

试着和不会过于严厉批评我们的人以及可以谈论感受的人做朋友。如果和积极的、有支持性的人做朋友，可能有更好的自我意象，更积极的情绪。同样的，如果我们去关怀并支持别人，则更可能从他们那里得到积极的反馈。这会帮助我们提升对自己的评价并且影响别人怎么看待我们。

5. 工作的有序感

比如说梳理一下流程，把一些不顺的事情捋顺，就会对情绪改善有帮助。另外，如果工作本身很忙，你需要学会调节，让工作重建秩序感。这样，情绪也会得到舒展。

6. 工作的认同感

一直都挺喜欢自己的工作，虽然在过程中可能有不顺心的地方，曾经想过改其他的专业或放弃，但是最终还是都坚持下来了。在这种疫情出现的时候，自己心里的那种责任感会凸显出来。临床是救治每一个病人，疾控是要把大多数人保护在一个安全的范围之内，可有效减少病人数量，是特别有意义、有价值的工作。这种对工作的认同感会有助于应对抑郁情绪。

【专业解析】

1. 抑郁情绪产生的原因

抑郁产生可能有以下几个原因：

①家族史：如果你有抑郁症或其他情绪障碍的家族史，你患抑郁症的风险就会更高。

②早期的童年创伤：有些事情会影响你的身体对恐惧和压力的反应。

③躯体疾病：如慢性疾病、失眠、慢性疼痛等，都会使你

更容易产生抑郁情绪。

④压力事件：如新冠肺炎疫情爆发、失去亲人、经济问题或离婚等。

2. 缓解抑郁情绪的方法

以下一些方法有助于缓解抑郁情绪：

①锻炼。运动可以增加体内内啡肽的产生，内啡肽是一种改善情绪的荷尔蒙。每周 3 到 5 天、每天 30 分钟的体育锻炼将有利于你缓解抑郁情绪。

②避免酒精和毒品。饮酒或滥用药物可能会让你感觉好一点。但从长远来看，这些物质会使抑郁和焦虑症状恶化。

③学会说"不"。感觉不堪重负会加重焦虑和抑郁症状。在你的职业和个人生活中设定界限、可以帮助你感觉更好。

④照顾好自己。你也可以通过照顾自己来改善抑郁症状。这包括充足的睡眠，健康的饮食，远离消极的人，参加有趣的活动等。

⑤依靠支持系统。即使在获得联系上有困难，也要想方设法联系爱你的人。他们可能会帮助你建立联系，你可以通过告诉他们你的经历而得到解脱。

⑥培养爱好和/或学习新的技能。增强你的自信和兴趣，认识更多的人，拥有更丰富多彩的生活。

⑦寻求专业的心理治疗。与治疗师交谈可以帮助你学习应对负面情绪的技巧。你也可以从家庭治疗或团体治疗中受益。

⑧寻求精神科医生的帮助。精神科医生进行专业的评估和诊断，必要时给予恰当的药物治疗，能够帮助你缓解情绪。

（米雪泉、陈旭）

焦虑情绪：繁忙、无序的工作让我心跳加快

【疾控人员自述】

疫情初期，刚开始大家都有点紧张。每天可能会有十几个疑似病例报上来，我们现场流调队就会分头去处理。但每一个病例有什么特殊情况，他的密切接触者里有什么特殊情况？有没有涉及比较敏感的人群，比如儿童、医护人员等，这些情况都是未知的。所以，第一时间要仔细排查他们接触到的密切接触者或者是其他的人，因为要保证疫情不继续扩散，所以压力确实很大。在实际工作中可能会遇到一些问题，比如说到底是按照现住址来管理，还是按照上报医院所在区管理，这里头也会有一些扯不清的事儿。虽然后来都理顺了，但是在涉及实际问题的时候，还会有点纠结。

我从一月中旬到现在一直在忙，前期是非常忙的，经常三天不回家，就一直住在单位。即使回家的话也是晚上 10 点多、11 点多才能回到家，第二天早上 6 点多又走。一直处于一个过度疲劳的状态，有时心口有点儿闷疼，有时情绪也会有点急躁。

【情绪分析】

焦虑情绪是对一个突发的、未知的事件的正常情绪反应。这次疫情的不确定性会带来强烈的不安全感和失去控制感，会

导致焦虑情绪。

焦虑情绪包括急性焦虑和慢性焦虑两种临床相，常伴有头晕、胸闷、心悸、呼吸困难、口干、尿频、尿急、出汗、震颤和运动性不安等。焦虑并非实际威胁所引起，其紧张程度与现实情况很不相称。

急性焦虑是指一种突如其来的惊恐体验，表现为严重的窒息感、濒死感和精神失控感。常伴有严重的自主神经功能失调，包括胸痛、心动过速等心脏症状；呼吸困难等呼吸系统症状；头痛、头晕和感觉异常等神经系统症状；也可以有出汗、腹痛及全身症状。急性焦虑发作起病急速，终止也迅速。

不论是急性焦虑发作还是慢性焦虑发作，均常以躯体症状为突出的表现，导致患者忽略情绪问题，更关注躯体症状，甚至多次就诊于急诊或综合医院的各个相关科室。

【自愈的力量】

1. 适度休息

焦虑情绪会带来躯体的不适。所以，适度的休息可以缓解身体的疲劳感，从而会让紧张焦虑的情绪得以放松。需要学会利用间歇的空闲时间进行休息。

2. 寻求帮助，找人倾诉

当有焦虑情绪或者工作上出现自己解决不了的事情时，一定要寻求帮助。可以找主管领导、同事、家人或者其他值得信赖或是能够解决问题的人。

3. 团队合作

每一个团队都是由不同个体组成的，每个人的性格不同，工作也有分工，但工作的有序开展有赖于团队合作。包容互助的团队在队员遇到困难时，会相互倾诉、互相鼓励，还可以通过话题讨论、游戏、分享美食等多种方式舒缓情绪。

【专业解析】

1. 焦虑情绪的成因

焦虑情绪是在面临急性压力时的一种正常的情绪反应，是大脑中杏仁核启动了"战斗还是逃跑"的防御机制，让人们觉察到威胁或危险，是人类的生存本能。当你察觉到自己对某个情境失去控制时，你就会开始感到焦虑和无力应对。

焦虑情绪产生的原因，可能与错误的认知，比如糟糕至极、全或无的想法有关；也可能与不允许自己犯错或者觉得没有达到自己内心的标准有关；还可能与不确定性带来的威胁或危险有关。

2. 缓解焦虑情绪的方法

①放松疗法。人类在过分警觉的状态下生理指标会出现异常，当个体全身松弛时，生理警醒水平全面降低，心率、呼吸、脉搏、血压等生理指标出现与焦虑状态逆向的变化。生物反馈疗法、音乐疗法、瑜伽、静气功的原理都与之相近。所以，也可以通过上述练习达到放松的目的。

②认知疗法。容易焦虑的人往往是经历过较多的现实困难或生活事件，担心事件的结局，在过分警觉的状态下容易对周围的环境和人物产生错误感知和错误评价，因而有草木皆兵的感觉。认知疗法能够有效帮助这些人解决这些问题，建议寻求心理治疗师的专业帮助。

③药物治疗。当上述方法对症状缓解效果不佳时，可寻求专业精神科医生的帮助，使用苯二氮䓬类及非苯二氮䓬类抗焦

虑药物或抗抑郁药物。

④调整生活方式。适当的增加有氧运动：如每天步行 60 分钟或跑步 20 - 30 分钟，每周坚持四天。有氧运动缓解焦虑的机制是复杂的神经生物学与心理的相互作用。可能涉及调节背腹核（DRN）中 5 - HT 神经元的活性，调节自主神经系统（ANS）以及调节脑源性神经营养因子、β - 内啡肽和心房利钠肽。另一方面运动会产生抗炎状态，并可能增加脑部抗氧化剂的产生。而如今的研究认为炎症和氧化应激与抑郁、焦虑等诸多精神障碍的发病密切相关。以上种种因素以复杂的方式相互作用，对焦虑症状的发作起到保护作用。

⑤减少咖啡因摄入。许多人认为咖啡因会增加注意力，机敏性，认知能力，缓解疲劳，很多烦躁不安的人更倾向于饮用咖啡。然而咖啡因进入人体后会使机体处于唤醒状态，随之而来的就是焦虑和失眠，许多研究表明咖啡因会显著增加主观的焦虑、紧张、恐惧、躁动不安、震颤等症状，甚至可产生轻度的依赖。

⑥平衡膳食结构。饮食与精神状态的作用可能是双向的。焦虑和应激时人们会从之前的饮食习惯转向高脂肪、可口的零食。而健康的饮食习惯也会一定程度上帮助人们缓解焦虑状态。有研究表明，典型的"西方饮食"，如：加工肉类、披萨、零食、巧克力、甜食、软饮、人造黄油、炸薯条、啤酒、咖啡、蛋糕、冰淇淋等，会明显增加焦虑发生的可能。更为推荐的膳食结构是以水果、蔬菜、全谷物、豆类、鱼肉、瘦肉为主。

（周晶晶）

恐惧情绪：未知的状态让我恐慌

【疾控人员自述】

刚接到任务的时候，非常非常紧张，整个工作压力还是比较大的。刚开始我们对病毒的掌握并不是特别多，有限的资料还是和 SARS 进行的比对，从我们搞微生物的角度来说感觉还是挺可怕的，还是非常紧张的。做检测工作时，要亲身接触标本，例如痰，要先打开盖儿，然后倒入消化液。因为接触标本，刚开始大家有一些恐慌，怕自己感染。刚开始都有些紧张过度，但是慢慢时间长了，大家就适应了。我们都知道只要做好防护，感染的机会是很小的。现在大家这种恐慌情绪就慢慢消失了，对于疫情的态度基本上也都心态平和了。

第一次面对死亡病例时，大家有点手足无措。因为之前没有处理过，大家都是心怀忐忑。真的没想到，我们大领导就自己先上了。当时就觉得领导真的非常有担当，领导带了一个好头，然后大家就不会往后退、不会退缩。

【情绪分析】

面对突发而至的事件，出现紧张恐慌是人类应对危险的一个自我防御机制，是人类的一种正常反应。恐惧是不愉快的感受，有时还会让人出现"糟糕的事情正在发生"这类灾难化认知，会让人体会到身处危险情况下的无助感。

恐惧会让人产生无来由的、模糊的不安和焦虑感等情感表现；会出现工作质量与效率降低等行为表现；呼吸加快、心率加速、头痛、溃疡、高血压、哮喘、肌肉僵硬和紧绷等躯体反应。

适度的恐惧对人有警告和保护作用，但过度或持久的恐惧会对人产生严重的不利影响。

【自愈的力量】

1. 充足的信息和物资保障

充分的信息公开使人们对新型冠状病毒及新冠肺炎疫情的了解越来越全面，防护手段的不断加强及各项物资得到保障，人们的恐慌感越来越少。

2. 良好的家庭支持

此次疫情正值春节，不少疾控人员的家人离京，只有一个人在京过年，常常会伴有一些孤独感，因担心家人被感染而产生的恐慌感。随着家人陆续回京，增加了相互间的沟通与交流，减少了担忧，孤独感和恐慌情绪都得到了缓解。

3. 重建秩序，掌控有度

疫情刚开始很多事情都在磨合阶段，工作流程的不顺畅也增加了紧张情绪。随着工作秩序的规范，防控形式不断好转，疾控人员的饮食、睡眠日趋规律，对工作和生活的掌控感增强了，恐慌情绪就可以控制在可接受的范围内了。

4. 榜样的力量

疫情防控是团队作战，而团队领袖和核心人物起到了定心丸的作用。带头人的担当和冲在一线的行为是很好的榜样。另外，身边伙伴、同事的敢为人先也是对团队的激励。

【专家观点】

1. 恐惧产生的原因

由于疫情发展迅猛，高强度、高负荷的工作压力和不断出现的新增病例和聚集性病例，容易使疾控人员产生害怕、恐惧情绪，致使自信心降低，其结果不仅给个人带来沉重的心理压力，同时也降低了其工作质量与效率。接受不完美和失误是疾控人员应该保持的客观认知。疫情控制很多时候不是由疾控人员个人能力决定的，还会受到很多其他因素的影响。疾控人员应该学会接纳自己的工作能力和表现，做力所能及的事情，避免过度苛责自己，只要尽最大努力去做好本职工作，无论成功与失败，都应该坦然面对，保持心态平和。

2. 缓解恐惧情绪的方法

①正视恐惧。当你恐惧的时候，请不要恐惧你的恐惧。直面恐惧，而不是逃避恐惧，是解决恐惧的最好办法。

②循环提问法。恐惧的时候，尤其需要思考以下问题：我为什么恐惧？谁需要我恐惧？以及恐惧消失了会发生什么？有思考参与的恐惧，就已经不再是原来的恐惧了。

③放松训练。每天定期做 20 – 30 分钟的深度放松练习。练习可以包括渐进式肌肉放松、沉思、定向想象、自律训练、技能反馈疗法、感觉剥夺、瑜伽、听舒缓的音乐等。

④寻求社会支持。与你信任的人分享，把你的症状、你的情绪感受告诉他，从而达到"释放"情绪的目的。或者写匿名的求助信件，拨打心理援助热线都是缓解恐惧情绪的有效办法。

⑤转移注意力。恐惧发作时，有意识地将自己的注意力集

中在某件具体的物品上，例如办公用品、医疗仪器等，这有助于增强现实感。

⑥肯定技术。采用自我陈述性语言，自我肯定，鼓励自己。比如当恐惧出现时，告诉自己："这种感觉确实不舒服，但我能接受""这不是什么紧急的事，我有时间慢慢想现在需要做什么""这恰好是我学习对付恐惧的机会"等。

⑦寻求专业帮助。若上述办法还未能改善自己状况，请及时暂停手头工作，寻求精神科医生或心理治疗师的帮助。

（周佳、闫芳）

愤怒情绪：经常被误解和不尊重引发了我的情绪

【疾控人员自述】

我觉得消毒在公共卫生里就算是一种切断传播途径的武器。我觉得做这个事儿还是挺有意义的。疫源地消毒、病家消毒，我觉得只要有这样的地方就去，把病毒杀灭了，起码让这个小区居民的心情能放松一下。然后再对这个社区进行消毒指导，别过量，也别污染环境。既能达到消杀目的，还起到一个安抚人心的作用，我觉得挺好的。可在实际工作中遇到的一些困难让我很愤怒。个别人不理解我们的工作，甚至在我们入户时拒绝我们进入，并采用激烈的言语将我们轰出楼道。本来工作压力就很大，遇到这样的情况会产生愤怒的情绪，觉得自己不被尊重和理解，自己的工作也不被重视和认可。这种愤怒的情绪让我的脾气变得越来越急躁，经常与人吵架。平常我脾气没有这么坏，但现在经常无法控制自己的愤怒。

虽然在疫情一线很苦很累，有时还会因为得不到别人的尊重而感到愤怒。但是，我发现我依然很喜欢我的职业。因为我爱人是武汉人，这次疫情让她对我的工作有了更多的理解、赞同、支持、肯定与感恩。另外，我们的工作都是以小组为单位进行的，每组三四个人。有时候大家在一起沟通一下，互相交流一下感受，把不良的情绪说出来、抛弃掉，都以积极向上的心态互相鼓励、互相支持。通过这次疫情，我们科室的人更加抱团了。工作量大的时候，我们之间也会开一些小玩笑，会说等到疫情之后要大吃一顿，会说一些让人开心的事情。

【情绪分析】

当人处在应激状态时，愤怒是常会出现的一种情绪反应。它是一种比较强烈的情绪，是大脑感受到威胁时的一种直接反应，具有刺激反射的原始神经效应。它能保护我们的边界，使我们免受更大的伤害。

应激状态时，我们常常会体会到威胁感，失去秩序感，会有无力感和深深的挫败感。另外，会出现愤怒、恐惧、焦虑等情绪反应。还容易发脾气、工作效率下降、人际关系紧张等。还可能出现睡眠异常、进食障碍，甚至躯体不适等现象。

【自愈的力量】

1. 角色的荣誉感和使命感

疫情期间角色定位非常重要，赋予角色意义会使人身心合一。想到自己工作的价值和意义，可以帮助我们度过艰难的时刻。

2. 身体的适度放松

每个人的身体是非常灵敏的，可以感知到我们的情绪变化。当我们在情绪即将失控时，可以先离开环境，让自己动一动，洗个澡，唱支歌，抖抖腿，甩甩手，看一些搞笑的电视剧，甚至只是找个安静的地方坐一会儿，都可以让身体内部的情绪能量得到释放，让身体变得稳定下来。

3. 领导的认可

在工作中得到领导的认可，是非常重要的，可以减少工作带来的疲惫感，被看见、被瞩目是最好的心理支持。

【专业解析】

1. 产生愤怒情绪的原因

情绪一直被压抑，缺乏掌控感和秩序感，加之不被人理解和尊重，会导致职业意义和成就感的下降，从而可能引发愤怒情绪。愤怒情绪的常见诱因有以下几点：一是感到自己的生命受到了威胁；二是感受到被侮辱；三是家庭成员受到了伤害；四是生存的环境受到了威胁；五是社会秩序发生了混乱；六是资源被掠夺等。这些都有可能引发愤怒情绪。愤怒情绪在适当环境下可以帮助我们度过威胁，保护我们。但过度愤怒则会引发伤害，会发生过激行为。所以，愤怒情绪需要管理。

2. 调整愤怒情绪的方法。

①允许愤怒存在。愤怒是一种非常原始、与生俱来的情绪情感，是人的正常生理反应，它与人体的"战斗或逃跑反应"系统关系密切。这套系统帮助人类的祖先在野外环境对抗或逃脱敌害，许多动物也有类似的系统。人体在这套系统的驱动下超负荷运转，做好在瞬间"爆发"（反击或者逃跑）的准备。可以说某种程度上正是因为有了愤怒这种情绪和生理反应，才让人类在漫长的进化过程中存活至今，可见其存在的必要性与合理性。面对愤怒我们应当做的是学习如何管理它，疏导它，而不是一味地压抑和堵截。

②适应性地表达愤怒。遭遇误解和不公确实很容易引发不悦与气愤，但直接表达这种愤怒又通常是社会规范不认同和不允许的。不过我们也有一些方式，比如竞技体育、冒险、辩

论、吐槽等，它们更具适应性，既提供了表达真实情绪的渠道，也减弱了攻击性的展现。直面并理解愤怒是几乎每个人都会遇到的课题。站在个体的角度看，学会更合理地表达愤怒，而非一味地压制与忍让，能更好地维持心理与身体的健康。

③重建心态。首先，肯定角色荣誉感和使命感。角色定位非常重要，赋予角色意义，找回"初心"，以此唤醒我们内在的一些资源，唤醒能量。其次，允许自己不完美、不坚强。在所谓的"失败"时放自己一马。在心态上做一些调整，允许自己偶尔软弱；允许自己一边软弱，一边坚守工作；允许自己被一些人误解，被一些人抱怨。第三，允许现实环境和我们的幻想环境不同，包括习惯、文化、工作内容、同事的想法和行为、工作流程等方面。当我们允许混乱无序也是一种暂时的秩序时，内心便会做好秩序的准备，也会降低愤怒，调节心态。

④保留舒适放松的自我空间。留给大脑一个放松的空间，找一个属于自己的内心的温暖的时刻，哪怕只有几分钟，让自己内心在这个时候变得舒服、掌控和温暖。例如拿一张最亲的人的相片、信物，甚至身上佩戴一个饰品等，当自己特别艰难的时候，去看看它、摸摸它、想想它，会在内心带给我们力量与温暖。

⑤动用身体调节情绪。我们的身体非常敏锐，充分调动身体的各项机能能够有效地调整我们的心情。当我们感觉情绪即将失控时，暂时脱离工作环境，尝试把注意力转移到我们的感官上，欣赏窗外景色、闻闻茶香、吃个甜点、摸摸毛绒饰物、听听舒缓的音乐，总之，做一些事情让身体内部的情绪能量得

到释放，让身体变得稳定下来，愤怒的情绪也会随之平稳下来。

⑥深呼吸训练。深呼吸是愤怒情绪自救的一个最好的方法。人的呼吸和心率的比例是 1∶4，当呼吸下降的时候，心率就会自动下降，人也就变得更加稳定。所以，进行 10 分钟的深呼吸，深深地吸气、慢慢地呼气，随着每一次的呼吸，你就会变得越来越放松。

⑦团队间的鼓励。在我们进入工作场景的时候，在一起相互加油，让大家用心去体会我们共同的力量感。团队的力量会让我们记住我不是一个人，我带着所有人的力量，好像背后有很多人在支撑着我们，跟我们在一起工作一样，这样就会增加内心的稳定性。

⑧学习变得坚定。坚定意味着重视自己和他人，以平等和互相尊重的方式进行交流，并设立清晰的界限。面对工作和生活中出现的不公平待遇、被误解的情景、不合理的请求，甚至是被欺负被剥削，以坚定自信的方式表达自己的立场，相比于暴怒，是一种更为适应的应对方式。

★像注意语言一样注意你的身体语言——试着开放并自信。

★尝试表达你的感觉，如果你很失望——直到你感觉平静并解释清楚你的感受。

★对不合理的要求说"不"。

★告诉别人如果你发现任务很有挑战时，你需要更多时间和支持。

★尝试以第一人称说话——比如"当你这样跟我说话，

我觉得……"。这允许你解释你想要的，且显得没那么有攻击性或者害怕。

（周晶晶）

无助无奈：面对纷杂的事情，我感觉有点不对劲了

【疾控人员自述】

在疫情爆发期间，每天看着不断攀升的感染人数、死亡人数，以及大量疑似病例和需要隔离的人群，我们会亲历各种现场，直面疾病和死亡。我们有一个比较特殊的工作，就是新冠病人去世后不能有任何的告别仪式，殡仪馆直接把遗体运送到火葬场火化。有一条规定，是我们疾控中心的人要全程跟随殡仪车，把死者送到火葬场去，进行尸体的处理工作；还要求我们对所有运送人员进行穿脱防护服的指导；要对殡仪车进行消毒；要对殡仪车的行走路径进行消毒；室内焚烧炉旁边的环境也要消毒。当时我护送的那位死者是晚上去世的，因为无法满足家属希望见死者最后一面的愿望，听着家属追在救护车后面哭喊，我也感到心被刺痛，可却无能为力，无计可施。但事后一想，这个病人去世的时候没有一个亲属为他送行，我们疾控的人能为他最后送行，觉得心里挺宽慰的，好像觉得这个事儿干得还挺有意义。

从开始到现在差不多整整一个月，情绪上会有一些变化，开始对这件事儿特别兴奋，然后是有点儿小紧张，而现在没有兴奋也不紧张，只是有一些疲惫。有的时候，我觉得我们已经做出力所能及的全部努力了，但却发现现状并没有像期待中的那样好起来。这时候我就会怀疑自己，会对工作丧失信心，会

陷入一种无助、无奈的心理状态中。希望疫情快点儿结束，我担心时间越长越疲惫，越无能为力。

【情绪分析】

应激会导致一系列的生理和心理反应，导致个体能量的消耗，当这种消耗达到一定程度，就会出现耗竭。在工作中可能会出现一些职业耗竭的表现，比如对自身表现不满意、疏离、无助或无奈，甚至不能放松、对自己要求过分、容易与人发生冲突等。

处在无助状态下的个体，会表现出三个特征：缺乏对事件和外部环境的控制感；用无助心态来看待以后发生的事情；以及不再努力去改变现状。

而处于无奈状态下的个体，除了具备无助的三个特征外，还表现为心态消极、意志消沉，内心有挫败感。这从词义上也能有所领悟。无助在词义上来讲是个体得不到外力援助，孤立无援，而无奈则是内心力量的缺乏，无计可施。

无助感、无奈感会带来一系列的负面影响。一方面，导致个体自我效能感降低。自我效能感是指个体对自己是否有能力完成某一行为所进行的推测与判断。较低自我效能感会导致消极的思维定势，即当我们察觉到自己努力无效后，就会认为自己控制不了整个局面，在这种情况下我们的精神支柱就会瓦解，斗志也就随之丧失，认为做出再多的行为去应对这场疫情都是无效的。另一方面，可能产生泛化现象。面对疫情现状的无助、无奈，也许会使我们开始质疑和否定自己其他方面的能力，甚至开始怀疑自己对生活中那些可控事情的处理能力，从而产生动机、认知、情绪障碍。这种状态一旦迁移到个体的其他方面，对生活极大的失控感会使人陷入悲伤与绝望，很容易导致抑郁。

【自愈的力量】

1. 工作的认同感

个体对职业的认同以及家人和其他重要人物对其职业的赞许，都是对抗职业耗竭的心理支持。不时地与高年资医护人员进行职业讨论，增强对医护职业的理解深度，提升对医疗行业的本质的理解，明确自己的职责与局限性，并学会接纳。对自己努力的方向做好规划，从而提升努力工作的动力，减少迷茫感。

2. 美好的事物让人愉悦

出现无助感、无奈感的时候，有意识地欣赏身边美好的事物：一幅画、一段音乐、一处景，甚至是一段回忆，都可能唤醒我们内在的一些资源，把我们的能量唤醒。

3. 共情的力量

无助、无奈时得到领导的认可、同事的理解、家庭的支持，甚至是心理专业人员的共情，都有助于情绪的好转。

【专业解析】

1. 产生无助无奈感的原因

面对此次疫情，如果工作对你的要求在你能力范围内，即使超过能力范围，也能够获得来自于领导和同事的有力支持，那么你的状态就处于平衡中，也就不会出现无助无奈的感觉。需要强调的是，工作中的要求不仅仅来自他人或单位，也常常来源于自己的内心。如果要求自己每一份工作都完成到上级提不出任何意见才算成功，否则就认为自己失败了、失职了，那就会时刻处于紧绷状态，很容易导致无助感和无奈感的产生。无助无奈属于主观认知问题，因此可以通过一个人的主观能动性做出积极改变。

2. 缓解无助无奈感的方法

①调整工作节奏。与创伤事件或创伤人群的接触是影响情绪倦怠的一个重要原因。尤其当这些接触是困难且令人焦虑的，其本身就含有痛苦无奈和危险成分的时候，接触得越多、越频繁，情绪压力就越大。而在疫情之下，这是疾控工作不得不去面对的。如果条件允许，相关工作人员可以更改自己的工作日程表，或调整这种接触频率，尽量以团队接触来代替个人接触，从而可以暂时避开这种高压力的情境。若能在工作过程中得到一些关于工作效果的积极反馈，也能有效改善从中体验到无力感。

②改变归因风格。归因重构理论认为，产生无助无奈的个体更容易采取内在的、普遍的、稳定的归因（如自己在疫情面前能做的太少了，我们无法做出改变等）。如果换个角度去思考，面对这样的一场突发公共卫生事件，病毒本身具有非常强的传染能力，同时疫情发生时处于春节这样的人口流动高峰期，这次疫情是一个形势严峻的复杂棘手事件，是需要动员全国力量去解决的，个体的力量不可或缺，但在短期内很难看到显著成效。尝试用这样的方式去思考，无助感、无奈感会得到降低。

③正念冥想。当我们发现自己过度沉浸在负面情绪中时，做一些正念冥想训练，能够让我们恢复良好情绪，摆脱无助绝望状态。

④重新获得控制感。控制感是人类务必要应对的所有心理变量中，决定人们能否快乐、健康、成功生活的基本元素之一。当一切都显得无法控制、无计可施、孤立无援时，沮丧到绝望的时候，我们要着手于生活中的实事，让自己保持充实的状态。工作中我们需要坚持，把工作中那些可以控制的环节做到当时能做到的最好，就是获得控制感的秘诀。要相信疫情期间每个人的每份努力都是有意义的，在疫情防控有所成效时积极地鼓励自己，相信大家的努力是有回报的。让自己重新获得控制感，获得控制感可以走出无力、走出沮丧和焦虑，也可以让人的内心变得更为宁静，从而获得内在的力量。

⑤关注积极的一面。练习习惯于更积极地看待自己。一个方法就是通过列一个清单，关于你喜欢自己哪些方面。

可能包括：

★ 你的人格

★ 你的外表

★ 你做的事

★ 你的才华

花时间找到 50 个不同的方面，即使这需要几周的时间。保留这个清单并且每天都看其中一个不同的部分。当感觉低落或者担忧未来的事情时，可以用它来提醒我们有的优点。如果我们最开始很难想出一个列表，可以尝试请一个你信任的朋友来帮助你。

另一个技术是在睡觉前写下至少三件顺利进行的事情或者当天完成的事情。有些人发现使用物品，例如照片或信件也很有用，让他们自我感觉更好。

　　"我有一个'感觉良好'的盒子，我把快乐的记忆、正面的肯定和让我感觉好的小东西都放到里面。"

（肖乐）

反应过度，我有时会一惊一乍

【疾控人员自述】

我们大约在 1 月 14、15 日开始工作，到现在一个多月的时间了。因为我们科的人员都比较年轻，包括我在内都没有经过特别大的疫情，所以刚开始接这个工作的时候，都有一点儿害怕。但是恐惧的同时，也有一些兴奋，觉得这应该是也的确是一个锻炼磨练自己的机会。现在我还特别清楚地记得第一个病例报告的时候，当时真的是特别紧张。

刚开始的时候，其实每天都是干劲十足，精神十足的，高效率地处理一些事情。但是疫情持续的时间确实也比较长了，这种连轴转导致有些疲惫，疲惫的时候就容易烦躁，就是情绪没有原来那么稳定了。特别是事情比较多的时候，各种工作都积压在一块需要处理的时候，就可能有些烦躁的情绪。偶尔我也会觉得非常不安，一听到什么声音就会觉得那个声音好像穿透了我，反正就是一惊一乍的。

【情绪分析】

人们通常都会忽略坏消息，吸收好消息。但是当处于压力之下时，人们会表现出一种不同的模式。在这种情况下，我们对好消息的反应不会受太大影响，但对任何坏消息都很敏感，表现出高度警惕，即使这些消息与工作并无关联。而且在压力状态下，我们会倾向于改变原有的信念和认知。

反应过度的时候，我们还没有完全明白影响我们做出反应的那种因素，就已经做出了行为。有时候，我们的情绪太过强烈，导致根本无法思考。而有的时候，有些情绪不可能逃避。但不快的情绪总会影响我们，让我们无法认真思考整个事件的过程。

事实上，我们的大脑是有防御机制的。当我们情绪太激动时，心理防御机制会启动以减轻我们的压力感。当我们做出过度反应时，常常不能客观地看待问题，而相对应地会启动"否定"的心理防御机制，就是将眼前之外的事物都排除在外。

【自愈的力量】

1. 工作认同感

对职业的认可、对专业的了解，是避免反应过度必不可少的。在这种大疫情出现的时候，临床是为了救治每一个病人，疾控是为了减少或者减缓新增病例数量，即临床处理存量，疾控防止增量。从这个角度看，疾控的工作更有意义、更有价值。

2. 适度运动

忙里偷闲、因地制宜地进行适量运动，比如跳绳、平板支撑等。通过运动产生多巴胺，让大脑兴奋起来。

3. 时间的淡化作用

应激状态不会一直持续，它通常经历 3 个阶段：报警反应、抵抗阶段和疲惫阶段。初期的反应过度是人体为应对压力所经历的一个短暂的生理唤醒期，它为躯体能够有力行动而做好准备。如果这时候应激源减弱或消失，有机体为实现平衡，能自己恢复到一个相对稳定的状态上，不用刻意做什么也能走出困境。而如果应激源持续时间比较长，躯体则会进入抵抗期，这个时期机体会学习忍耐和适应部分压力，而这种适应需要消耗很多能量，人就会容易烦躁。但此时人与环境的交互作用也为我们有效应对压力提供了经验，所以并不是毫无价值的。当应激源持续的时间足够长或强度足够大时，躯体的资源面临耗竭，机体将进入疲惫期，这时候就必须要进行有意识的调节或寻求专业帮助了。

【专业解析】

1. 反应过度的原因

在新型冠状病毒肺炎疫情刺激下，人们的生理、心理普遍会出现各种应激反应，焦虑、迷茫、恐惧等。对于身处防疫前线的疾控人员来说，可能除了上述普通大众的反应之外，还会出现反应过度的现象，对与疫情相关的声音、气味等感觉过敏，反应过度；感到没有安全感，易焦虑；失眠，做噩梦，易从噩梦中惊醒。在焦虑的同时可能会突然出现身体不适，身体不适又会使人越发怀疑自己是否被感染，并因此产生更加强烈的身心反应，变得"草木皆兵"，其实本质上是失去对外在环境的客观评价。

在疫情防控中，疾控人员接触的人员相对复杂，要提防被感染的潜在风险。另外，入户排查、消毒时居民是否配合，这些都是压力。在这样的压力下，各种身心反应就会尤为突出，使得疾控人员陷入一种过度焦虑的心理状态，往往就会产生反应过度。

2. 应对反应过度的方法

①客观评价。当出现与疫情相关的噩梦，易从噩梦中惊醒，反应过度，感到没有安全感时，我们可以环顾四周，提醒自己是梦中的反应，而非现实；起床，让自己恢复定向感。如果可以，与其他人谈话。有条件的话或者需要的话，可以与医生讨论自己的梦魇。恢复正常的客观评价。

多数反应过度是由于过分的焦虑、恐惧等心理状态引起的，因此控制焦虑、恐惧等心理反应尤其重要。当身体不适时，先让自己冷静下来，确认是否是自己的偏激念头。如果是，则让自己逐步平复情绪，回到现实中来。

②转移注意力。焦虑、恐惧的情绪会使我们的感受和行为发生偏差，所以如果总是陷在里面，或者总是关注于此，会越来越加重反应过度。因此，需要转移注意力，与当下环境或者事件短暂隔离，比如走出房间、与其他人聊天、读书等。回避那些令人不适的事情有时是非常有用的，因为新的环境或事情可能带来积极的情绪，诸如心怀希望、获得不同角度的体验，这些积极情绪也具有传染性，且能有效促使人们采取行动寻求解决方案。

③放松训练、正念冥想。寻找一个不被打扰的环境，设置一个 15 分钟的自我空间，不论是渐进式放松，还是呼吸法，亦或是情景放松法，让自己的身体完全放松。或者使用安全岛技术、正念冥想来缓解痛苦、释放压力。当我们发现自己过度沉浸在负面情绪中时，做一些这样的训练，能够让我们恢复良好情绪，改变现状。

④重建心理秩序。建立自己的正性资源，肯定自己的角色荣誉感和使命感，唤醒自己内部的资源，恢复往日的心理平

衡，同时也要容许自己有一些正常的焦虑、恐惧、敏感等反应，容许心理暂时的无序状态。此外，健康的饮食和规律的运动非常关键，这是动用身体建立稳定感和秩序感，身体帮我们去正确地感受周围环境的时候，能够使生活正常化，随之我们的反应也会正常化。

（冯媛）

第二部分

理论高地

创伤后应激障碍和广泛性焦虑障碍

我们在面对任何类型的威胁或应激源时，都会调动身体去应对它。在进化过程中，人类发展出了特有的战斗或逃跑反应，有助于与威胁抗争或从中逃脱。战斗或逃跑反应的生理变化是下丘脑所控制的两个系统激活的结果：自主神经系统（尤其是该系统的交感神经部分）和肾上腺－皮质系统（一种激素释放系统）。

除了对威胁的生理反应之外，还会产生特有的情绪、认知和行为反应。情绪上，我们体验到的是恐惧、害怕，常常急躁易怒、坐立不安。认知上，我们警惕着危险。行为上，我们试图应对或逃离威胁。在真实的恐惧反应中，当威胁消失时，这些情绪、认知和行为反应也都会消退。而在焦虑障碍中，这些反应也可能在没有任何客观威胁的情况下仍然持续存在。

焦虑是很多心理障碍的一个组成部分。

我们在这里主要探讨以焦虑为主要特征的障碍。我们主要介绍两种障碍，创伤后应激障碍和广泛性焦虑障碍都是由最初具有潜在适应性的恐惧反应，逐渐发展成为适应不良的焦虑障碍。

创伤后应激障碍

创伤后应激障碍（post－traumatic stress disorder；PTSD）属于一种急性应激障碍，它被定义为经历极端应激源（即所谓创伤）的结果。在日常交流中，人们所谓的创伤包括一系列广泛的事件，DSM – 5 将创伤限定为使个体暴露于实际的或受威胁的死亡、严重伤害或性暴力的事件。另外，在创伤后应激障碍和急性应激障碍的诊断标准中，DSM – 5 要求个体要么直接经历或目睹创伤性事件，获悉事件发生在关系亲密的人身上，要么重复经历或极端暴露于创伤性事件的细节（如一场灾难的急救员）。

世贸中心恐怖袭击事件发生后，附近居民中约有 20% 的人产生了符合创伤后应激障碍诊断标准的症状，包括反复体验创伤性事件（例如闪回或噩梦）、情感麻木和疏离以及高度警觉和持续唤起。甚至那些不在现场的人也受到这一事件的影响。

诱发创伤后应激障碍的创伤性事件种类繁多，从恐怖袭击这样的极端事件到一般的交通事故都有可能。在 DSM – 5 中，只要个体有接触实际的或被威胁的死亡、严重的伤害或性暴力的经历就可认定为创伤。大约 7% 的成年人会在生活中的某个时刻经历创伤性事件并产生创伤后应激障碍，女性的风险大于男性。创伤后应激障碍的症状可能表现为轻度到中度，这些人可以正常生活。然而，另一些人的症状则会让他们无法行动，导致其工作表现、家庭生活和社交生活恶化。

诊断为创伤后应激障碍需要出现四种症状（见表 2.1）。首先是反复体验创伤性事件。创伤后应激障碍患者的脑海中会突然闯入一些影像或想法，反复做噩梦，或发生使他们再次体验该事件的闪回现象。创伤后应激障碍的第二类症状表现为持续回避与创伤有关的情境、想法或记忆。患者回避让他们想起创伤性事件的活动、场所或人。第三组症状包括思想和心境方面的负性变化。人们可能无法记起创伤的某些方面。他们会因为该事件而不切实际地责备自己或他人，感到永久性的伤害。他们会报告因在创伤性事件中幸存或为活下去而不得不做的事而产生"幸存者内疚"。他们长期感到痛苦，情绪上变得麻木和退缩，感到与自己和当前体验脱离。第四类症状包括过度警觉和持续唤起。创伤后应激障碍患者总是警惕创伤性事件会再次出现。唤起痛苦回忆的声音或影像都会立即使他们产生恐慌并逃避。退伍老兵听到汽车回火的声音可能就会跳进水沟躲避，出现战争场面的闪回，再次体验身处前线时的恐惧。常见的还有易激惹、激越和失眠。

表 2.1　创伤后应激障碍的 DSM – 5 诊断标准

A. 以下述 1 种（或多种）方式接触于实际的或被威胁的死亡、严重的伤害或性暴力：

1. 直接经历创伤性事件。

2. 亲眼目睹发生在他人身上的创伤性事件。

3. 获悉亲密的家庭成员或朋友身上发生了创伤性事件。在实际的或被威胁死亡的案例中，创伤性事件必须是暴力的或意外的。

4. 反复经历或极端暴露于创伤性事件的令人作呕的细节中（例如，急救员收集人体残骸；警察反复接触虐待儿童的细节）。

注：诊断标准 A4 不适用于通过电子媒体、电视、电影或图片的接触，除非这种接触与工作相关。

B. 在创伤性事件发生后，存在以下 1 个（或多个）与创伤性事件有关的闯入性症状：

1. 创伤性事件反复的、非自愿的和闯入性的痛苦记忆。

2. 反复做内容和/或情感与创伤性事件相关的痛苦的梦。

3. 分离性反应（例如，闪回），个体的感觉或举动好像创伤性事件重复出现。（这种反应可能连续出现，最极端的表现是对目前的环境完全丧失意识。）

4. 暴露于象征或类似创伤性事件某方面的内在或外在线索时，产生强烈或持久的心理痛苦。

5. 对象征或类似创伤性事件某方面的内在或外在线索产生明显的生理反应。

C. 创伤性事件后，开始持续回避与创伤性事件有关的刺激，具有以下 1 项或 2 项情况：

1. 回避或努力回避关于创伤性事件或与其高度相关的痛苦记忆、思想或感觉。世贸中心恐怖袭击这样的创伤性事件会产生创伤后应激。

2. 回避或努力回避能够唤起关于创伤性事件或与其高度相关的痛苦记忆、思想或感觉的外部提示（人、地点、对话、活动、物体、情景）。

D. 与创伤性事件有关的认知和心境方面的负性改变，在创伤性事件发生后开始或加剧，具有以下 2 项（或更多）情况：

1. 无法记住创伤性事件的某个重要方面（通常是由于分离性遗忘症，而不是诸如脑损伤、酒精、毒品等其他因素所致）。

2. 对自己、他人或世界持续夸大的负性信念和预期（例如，"我很坏""没有人可以信任""世界是绝对危险的""我的整个精神系统永久性地毁坏了"）。

3. 由于对创伤性事件的原因或结果持续性的认知歪曲，导致个体责备自己或他人。

4. 持续性的负性情绪状态（例如，害怕、恐惧、愤怒、内疚、羞愧）。

5. 明显地减少对重要活动的兴趣或参与。

6. 与他人脱离或疏远的感觉。

7. 持续地不能体验到正性情绪（例如，不能体验快乐、满足或爱的感觉）。

E. 与创伤性事件有关的警觉或反应性有明显的改变，在创伤性事件发生后开始或加剧，具有以下 2 项（或更多）情况：

1. 激惹的行为和愤怒的爆发（在很少或没有挑衅的情况下），典型表现为对人或物体的言语或身体攻击。

2. 不计后果或自我毁灭的行为。

3. 过度警觉。

4. 过分的惊跳反应。

5. 注意力出现问题。

6. 睡眠障碍（例如，难以入睡或保持睡眠，或者休息不充分的睡眠）。

F. 这种障碍的持续时间（诊断标准 B、C、D、E）超过 1 个月。

G. 这种障碍引起临床上明显的痛苦，或导致社交、职业或其他重要功能方面的损害。

H. 这种障碍不能归因于某种物质（如药物、酒精）的生理效应或其他躯体疾病。

标注是否是：

伴分离症状：个体的症状符合创伤后应激障碍的诊断标准。此外，作为对应激源的反应，个体经历了持续或反复的下列症状之一：

1. 人格解体：持续或反复地体验自己的精神过程或躯体脱离感，似乎自己是一个旁观者（例如，感觉身在梦中；感觉自我或身体的非现实感，或者感觉时间过得很慢）；

2. 现实解体：持续或反复地体验到环境的不真实感（例如，个体感觉周围世界是虚幻的、如梦般的、遥远的或扭曲的）。

注：使用这一亚型，其分离症状不能归因于某种物质的生理效应（例如，一过性黑蒙，酒精中毒的行为）或其他躯体疾病（例如，复杂部分性癫痫）。

标注如果是：

伴延迟性表达：如果直到事件后至少 6 个月才符合全部诊断标准（尽管有一些症状可能是立即发生和表达的）。

Resources：Reprinted with permission from the Diagnostic and Statistical Manual of Mental Disorders，Fifth Edition，Copyright © 2013 American Psychiatric Association.

很多创伤后应激障碍患者还出现一些分离症状，他们感到自我、记忆和意识的不同方面彼此分离。对一些创伤后应激障碍患者来说，分离症状尤为明显和持久。这些人可以被诊断为伴明显分离（人格解体或现实解体）症状的创伤后应激障碍的亚型。

急性应激障碍是另一种和创伤有关的心理障碍，与创伤后应激障碍一样是对创伤性事件的反应，但急性应激障碍在应激源出现后的 1 个月内发病，而且病程不超过 4 周。与创伤后应激障碍一样，急性应激障碍患者也会因闪回、噩梦和闯入性的想法而持续反复体验当时的情景，回避创伤性事件的提示物，并处于持续警觉状态。在急性应激障碍中，分离症状很常见，包括情感麻木或脱离，对环境的觉察降低，现实解体（感到世界是不真实的或像梦一样的），人格解体（感到与自己的身体或心理活动分离），以及无法回忆起创伤性事件的重要方面。虽然急性应激障碍被定义为对创伤性事件的短期反应，但是患者很有可能在事情发生数月后仍然有创伤后应激症状。

创伤后应激障碍的理论

何种创伤最可能造成持续的严重心理伤害？为什么有些人会受到创伤性事件的影响而罹患创伤后应激障碍，另一些人却不会呢？研究者已经找到了可能导致罹患创伤后应激障碍风险增加的一系列因素。

环境和社会因素

创伤性事件的严重性和持续时间以及个体对创伤性事件的接近性，是预测个体对该事件反应的重要指标。创伤越严重、持续时间越长并直接受创伤性事件影响的人更可能出现创伤后应激障碍。例如，在前线服役时间延长的老兵更可能患创伤后应激障碍。世贸中心恐怖袭击时，身处归零地（现世贸中心遗址）的人要比其他人更可能发展出创伤后应激障碍。遭到长时间暴力轮奸的强奸受害者尤其可能患创伤后应激障碍。因自然灾害受伤或失去家园或爱人的幸存者比受灾害影响较小的人更可能患创伤后应激障碍。

预测创伤后应激障碍易感性的另一个指标是能够获得的社会支持。在创伤性事件发生后获得他人情感支持的人比没有得到同样支持的人恢复得更快。例如，获得情感支持和实际支持并能向他人讲述自己经历的卡特里娜飓风幸存者，出现创伤后应激障碍的可能性小于没有得到支持的幸存者。2010 年海地地震的搜救人员如果获得来自同事和社区的强有力的社会支持，就不太可能出现创伤后应激障碍。

心理因素

如果人们在创伤性事件发生前已经表现出越来越严重的焦虑或抑郁症状，越容易体验创伤后应激障碍。强奸受害者的创伤后症状几乎所有女性在被强奸后的第一或第二周都会出现严重程度达到诊断标准的创伤后应激障碍症状。强奸发生后的 3 个月里，表现出创伤后应激障碍症状的女性的比例逐渐下降。但是几乎半数的女性在 3 个月后仍然被诊断为创伤后应激障碍。卡特里娜飓风来临前就处于焦虑中的儿童，比之前没有经历焦虑的儿童，更可能产生创伤后应激障碍的症状。退伍老兵如果在参战前就存在心理问题或人际关系不佳，则更容易出现创伤后应激障碍的症状。

创伤性事件一旦发生，人们的应对风格也会影响他们的易感性。几项研究显示，采取酗酒、自我隔离等自毁或逃避应对策略的人更容易出现创伤后应激障碍症状。增加罹患创伤后应激障碍可能性的另一种应对方式是分离，或从心理上脱离创伤性事件和当前发生的事情。分离者可能会觉得他们身在别处，或像旁观者一样看待创伤性事件及其后续影响。在创伤性事件后很快发生分离的人，罹患创伤后应激障碍的风险增大。

性别和跨文化差异

女性比男性更可能被诊断为创伤后应激障碍以及绝大多数的焦虑障碍，包括惊恐障碍、社交焦虑障碍和广泛性焦虑障碍。女性可能比男性更常接触一些焦虑障碍的诱因，尤其是性虐待，它是大多数焦虑障碍的潜在风险因素。因为女性经历的创伤性事件类型常常被污名化，比如性虐待，这减少了她们获得社会支持的数量，所以她们更可能产生创伤后应激障碍。男性所承受的创伤大多承受的污名较少，比如经历战争。

美国的全国性研究发现，非裔美国人相比白人、拉美裔美国人以及亚裔美国人患创伤后应激障碍的几率更高。白人报告接触具有潜在创伤性的事件数量最多，但非裔美国人比其他群体报告更多某些种类的创伤，即目睹家庭暴力和成为暴力攻击的受害者。亚洲人报告中难民或战区平民的数量最多。所有少数种族或族裔都比白人更少地寻求创伤相关症状的治疗，可能是因为社会经济水平较低、缺少健康护理，或者因担心会招致更大的污名化而拒绝寻求精神健康治疗。

文化似乎也强烈地影响焦虑的表现。拉美文化中的人们报告一种称为神经崩溃的综合征。典型的神经崩溃包括战栗、心悸、胸口发热并延至头部、难以移动四肢、失去意识或头脑一片空白、记忆丧失、部分躯体有针刺感（感觉异常）、胸部发紧、呼吸困难（气促）、眩晕、昏厥和着魔。行为上，个体会开始喊叫、咒骂和攻击他人，然后倒在地上，身体痉挛或像死人一样躺着。神经崩溃在近期创伤性事件受害者中更常见。

生物因素

创伤后应激障碍患者与健康人群对威胁的生物反应似乎不同。遗传因素可能使受到威胁的人产生不同的生物反应。

有创伤后应激障碍的人和无此障碍者的大脑活动存在对威胁性或情绪性刺激做出反应的差异。这些差异发生在调节情绪、战斗或逃跑反应和记忆的脑区，包括杏仁核、海马和前额叶皮层。创伤后应激障碍患者的杏仁核对情绪刺激的反应更加活跃。此外，症状严重的创伤后应激障碍患者，其内侧前额叶皮层活跃程度低于症状较轻微的患者，而内侧前额叶皮层调节杏仁核对情绪刺激的反应。因此，重度创伤后应激障碍患者的大脑可能不仅对情绪刺激有更强烈的反应，而且当反应发生时，其抑制活动的能力也较弱。

一些研究也发现，创伤后应激障碍患者的海马萎缩，可能是应激反应释放了过多的神经递质和激素所致。海马和记忆有关，创伤后应激障碍患者报告的某些记忆问题可能就是海马损伤导致的。

回想一下，皮质醇是战斗或逃跑反应中释放的主要激素之一，高水平的皮质醇通常表明应激反应比较强烈。有趣的是，创伤后应激障碍患者的皮质醇基线水平（没有接触唤起痛苦回忆的刺激时）通常低于非创伤后应激障碍患者。例如，一些研究检测了在交通事故中受伤之人一至两天后的皮质醇水平，发现皮质醇水平较低者在几周或几个月后出现创伤后应激障碍的风险明显升高。应激反应发生后，皮质醇有助于减少交感神经系统的活动，因此较低的皮质醇水平可能导致应激反应发生后交感神经系统的活动延长。结果，有些人更容易形成对与创伤性事件有关的刺激的条件化恐惧，因而产生创伤后应激障碍。

创伤后应激障碍患者的一些其他生理反应很强烈，包括心率加快、神经递质肾上腺素和去甲肾上腺素的分泌增加。创伤后应激障碍易感人群中，应激反应的不同部分可能无法彼此协作。下丘脑－垂体－肾上腺（HPA）轴可能无法分泌足够的皮质醇来使交感神经系统活动停止，导致大脑受到肾上腺素、去甲肾上腺素和其他神经化学物质的过度影响，进而使人对创伤性事件的记忆过于深刻或牢固。

越来越多的证据表明，儿童期经历创伤性事件会永久性地改变儿童的生物应激反应，使他们在一生中更容易患创伤后应激障碍以及其他焦虑障碍和抑郁症。对受虐（遭遇严重忽视或身体、情感、性方面的虐待）儿童的研究发现，他们对应激源的皮质醇反应异常，并且惊吓反应减小。在儿童期遭受过虐待的成人，即使不再表现出创伤后应激障碍或抑郁症的症状，在面对实验室应激源时，仍然表现出皮质醇反应异常及惊吓和焦虑反应增加。与儿童期没有遭受虐待的抑郁女性相比，儿童期遭受过虐待的抑郁女性的海马体积更小。因此，儿童早期的创伤可能在身体和情感上留下永久性的伤痕，个体之后会更容易产生心理问题，包括创伤后应激障碍。

创伤后应激障碍的易感性可能具有遗传性。对 4000 名参加过越南战争的双生子进行研究发现，如果是同卵双生子而非异卵双生子，那么其中一个患创伤后应激障碍，则另一个也更可能患创伤后应激障碍。犹太人大屠杀的幸存者如果患有创伤后应激障碍，其成年后代患创伤后应激障碍的可能性比匹配对照组高出三倍。无论这些人是否经历过创伤性事件或患创伤后应激障碍，他们的皮质醇水平都异常低。这些发现说明，异常低的皮质醇水平可能是创伤后应激障碍的一个遗传风险因素。其他研究还发现情绪刺激的异常大脑反应也可能具有遗传基础。

创伤后应激障碍的治疗

创伤后应激障碍的心理治疗一般有三个目标：让来访者暴露于他们害怕的事物，以消除恐惧；质疑促成创伤后应激障碍症状的歪曲认知；帮助来访者减少生活中的应激。创伤后应激障碍的认知行为疗法和应激管理疗法都致力于这些目标。一些来访者也受益于抗焦虑和抗抑郁药物。

认知行为疗法和应激管理

认知行为疗法已被证明能够有效治疗创伤后应激障碍。它的一个重要组成部分是系统脱敏。来访者识别引发焦虑的想法和情境，并按照产生焦虑的程度由高到低排列。治疗师运用放松技术帮助来访者消除焦虑，带着来访者修通这个等级序列。一般来说，人不可能重新经历真实的创伤性事件，因此必须用生动的想象来代替。接受创伤后应激障碍治疗的退伍老兵想象萦绕在脑海中的血腥战斗场面和死亡场景；强奸受害者想象被侵犯的点滴细节。治疗师还要特别注意来访者无助的思维模式，例如幸存者内疚，并帮助他们质疑这些想法。

在治疗师办公室的安全氛围中反复地生动想象并描述来访者所恐惧的事件，使他们能够适应焦虑，并将记忆和当前现实区分开来。它也使来访者得以将事件整合到他们的自我概念和世界概念之中。对强奸受害者、退伍老兵、交通事故幸存者和难民的研究发现，这种反复暴露治疗后能够明显缓解创伤后应激障碍症状，也有助于防止复发。

创伤后应激障碍的一些来访者无法忍受暴露性记忆。对于这些来访者，可以使用预防应激疗法。治疗师教给来访者技巧以克服那些会增加他们压力的生活中的问题，这些问题可能来源于创伤后应激障碍，例如婚姻问题或社会隔离。元分析发现，预防应激疗法是创伤后应激障碍的一种有效治疗形式。

药物治疗

选择性5-羟色胺再摄取抑制剂（SSRIs）和苯二氮䓬类药物（效果稍差）可以有效治疗创伤后应激障碍症状，尤其是睡眠问题、噩梦和易激怒。尽管这些药物对一些创伤后应激障碍患者有帮助，但其治疗创伤后应激障碍的有效性证据并不一致。

广泛性焦虑障碍

创伤后应激障碍会出现急性焦虑期，通常时间较短且或多或少与特定情境相关。然而，有些人几乎在任何情境下都一直会焦虑。这些人可能被诊断为广泛性焦虑障碍（generalized anxiety disorder；GAD）。广泛性焦虑障碍患者担心生活中的很多事情。

广泛性焦虑障碍患者可能会担心自己的工作表现、人际关系和自己的健康状况。他们会因为迟到这类小事而担忧。他们担忧的重点经常变换，可能会担忧许多不同的事情，而不仅仅限于一个问题。由于对情境的焦虑和担忧，这些患者经常过度花费时间和精力来为害怕的情境做准备或回避这些情境，因拖延和犹豫不决而无法正常运作，并寻求他人的赞同和反复确认。他们的担忧伴有一些生理症状，包括肌肉紧张、睡眠失调以及长时间坐立不安。广泛性焦虑障碍患者常感到疲惫，这可能是肌肉长期紧张和睡眠不足所致（具体诊断标准见表2.2）。

表2.2　广泛性焦虑障碍的 DSM-5 诊断标准

A. 在至少6个月的多数日子里，对于诸多事件或活动（例如，工作或学校表现），表现出过分的焦虑和担忧（忧虑性期望）。

B. 个体难以控制这种担忧。

C. 这种焦虑和担忧与下列6种症状中至少3种有关（在过去6个月中，至少一些症状在多数日子里存在）：

1. 坐立不安或感到激动或紧张。
2. 容易疲倦。
3. 注意力难以集中或头脑一片空白。
4. 易激惹。
5. 肌肉紧张。
6. 睡眠障碍（难以入睡或保持睡眠状态，或休息不充分、质量不满意的睡眠）。

D. 这种焦虑、担忧或躯体症状引起有临床意义的痛苦，或导致社交、职业或其他重要功能方面的损害。

E. 这种障碍不能归因于某种物质（例如，滥用的毒品、药物）的生理效应或其他躯体疾病（例如，甲状腺功能亢进）。

F. 这种障碍不能用其他精神障碍来更好地解释（例如，像惊恐障碍中的焦虑或担心发生惊恐发作，像社交焦虑障碍［社交恐惧症］中的负性评价，像强迫症中的被污染或其他强迫思维，像分离焦虑障碍中的与依恋对象的离别，像创伤后应激障碍中的创伤性事件的提示物，像神经性厌食中的体重增加，像躯体症状障碍中的躯体不适，像躯体变形障碍中的感到外貌存在瑕疵，像疾病焦虑障碍中的感到有严重的疾病，或像精神分裂症或妄想障碍中的妄想信念的内容）。

Resources：Reprinted with permission from the Diagnostic and Statistical Manual of Mental Disorders, Fifth Edition, Copyright © 2013 American Psychiatric Association.

广泛性焦虑障碍相对常见，纵向研究显示，多达14%的人在生活中的某个时期符合该障碍的诊断标准，患该障碍的女性多于男性。这种障碍倾向于成为慢性。很多患者称他们一生都感到焦虑，这种障碍往往始于童年期或青少年期。几乎90%的广泛性焦虑障碍患者同时患有另一种精神障碍，最常见的是另一种焦虑障碍，但心境障碍和物质滥用的共病率也很高。广泛性焦虑障碍——或者更具体地说是担忧——还增加了躯体疾病的风险，尤其是心血管疾病。

广泛性焦虑障碍的理论

情绪和认知因素

广泛性焦虑障碍患者报告体验到更强烈的负性情绪，甚至比重度抑郁症患者更强烈，对负性事件的反应性高。他们报告感到情绪无法控制或管理。在神经影像研究中，广泛性焦虑障碍患者的杏仁核对情绪刺激的反应性升高，该脑区参与情绪的加工。生理上，他们的交感神经系统长期亢进，对威胁性刺激过度反应。

在认知上，广泛性焦虑障碍患者有很多适应不良的假设，例如"做最坏的打算总是最好的办法""我必须对任何可能的危险有所预期并做好准备"。这些假设很多都反映对失控的担忧。适应不良的假设使广泛性焦虑障碍患者以不受控制的自动式思维对情境做出反应，进而引发焦虑，导致患者高度警觉和反应过度。广泛性焦虑障碍患者在考试前可能会情不自禁地想到："我认为自己考不好""如果考试失败，我会崩溃的"，以及"如果考得不好，我父母会大发雷霆"。广泛性焦虑障碍患者的这些无意识认知似乎专注于发现环境中的潜在威胁。在一项 Stroop 颜色命名任务中，参与者会在电脑屏幕上看到一些彩色字体的词。他们的任务是说出词的字体颜色。一般来说，如果某些词对参与者有特殊意义，他们就需要更长的时间才能说出词的颜色。研究者推测，可能他们将注意力更多地放在这些词的含义而不是颜色上了。

为什么某些人对威胁信号特别警惕呢？一种理论认为，他们曾经经历过不可控制、毫无预警的应激源或创伤，特别是人际创伤如拒绝或丧失。动物受到无法预测和控制的电击时往往表现出持续的恐惧或焦虑症状。研究已经发现，幼猴生活中的可控制和可预测水平与它们在未成熟期或成年期的焦虑症状有关。有过不可预测和不可控制的生活体验的人也可能产生慢性焦虑，例如生活中有一个虐待孩子的家长。

广泛性焦虑障碍所特有的这种担忧有什么功能吗？广泛性焦虑障碍患者认为担忧会促使自己着手解决问题，从而帮助自己避开坏事。然而他们极少着手解决问题。广泛性焦虑障碍认知回避模型认为，担忧实际上可以帮助广泛性焦虑障碍患者回避对内外部威胁的觉知，借此帮助他们减少对不可回避的负性事件的反应性。通过担忧可能存在的威胁，广泛性焦虑障碍患者将焦虑维持在一个更能忍受的固定水平，而不是让自己的负性情绪容易急剧增加。也就是说，他们宁愿处在一个慢性的但是自己熟悉的忧虑状态，而不愿因应对特定负性事件而导致情绪的突然变化。

生物因素

我们前面提到，广泛性焦虑障碍患者的交感神经系统亢进，作为大脑边缘系统一部分的杏仁核对情绪刺激的反应性更强。这种更强的反应性可能与 GABA 神经递质系统的异常有关，而 GABA 神经递质系统在很多脑区包括边缘系统中起着重要的作用。当 GABA 与神经元受体结合时，它会阻止神经元放电。一个理论是广泛性焦虑障碍患者缺少 GABA 或 GABA 受体，这导致很多脑区的神经元过度放电，特别是边缘系统。作为过度和持续的神经元活动的结果，个体产生慢性、弥散性的焦虑症状。

遗传学研究表明，广泛性焦虑障碍作为一种特定障碍，具有中等程度的遗传力。更普遍的焦虑特质则很明显是可遗传的，并使个体处于罹患广泛性焦虑障碍的风险中。

广泛性焦虑障碍的治疗

认知行为疗法和药物治疗可以有效治疗广泛性焦虑障碍。

认知行为治疗

认知行为治疗的重点在于帮助广泛性焦虑障碍患者面对自己最担心的问题；挑战他们负性、灾难化的想法；形成应对策略。

在广泛性焦虑障碍的治疗中，认知行为疗法比苯二氮䓬类药物治疗、安慰剂或非指导性的支持疗法更有效。在一项跟踪研究中，其疗效在两年后仍然存在。

药物治疗

苯二氮䓬类药物（如佳乐定［Xanax］，利眠宁［Librium］，安定［Valium］，羟基安定［Serax］）能够暂时缓解焦虑症状。然而它们的不良反应和成瘾性让这类药物不能长期服用。患者一旦停药，焦虑症状又会复发。

三环类抗抑郁药丙咪嗪和选择性 5 - 羟色胺再摄取抑制剂

帕罗西汀在减轻广泛性焦虑障碍患者的焦虑症状方面比安慰剂更有效，帕罗西汀比苯二氮䓬类药物能更好地改善焦虑状况。选择性 5 – 羟色胺再摄取抑制剂盐酸文拉法辛在减轻广泛性焦虑障碍患者的焦虑症状方面也比安慰剂更有效。

抑郁障碍

抑郁的症状

抑郁的核心症状是出现与任何原因都不相称的抑郁心境。很多被诊断为抑郁的人称自己对生活中的一切都失去兴趣，这种症状被称为快感缺乏。甚至他们努力想做一些有趣的事时，也可能感觉没情绪。抑郁发作时，食欲、睡眠及活动水平的变化会以多种形式表现出来。某些抑郁患者没有胃口，而另一些人则胃口大开，甚至出现暴食现象。某些人成天昏昏欲睡，而另一些则难以入睡。他们可能在凌晨就醒来了，然后无法再次入眠。

行为上，许多抑郁患者行动迟缓，这种状况被称为精神运动性迟滞。他们的步履、手势变得缓慢，语速更慢，语调更加低沉。许多抑郁患者无精打采，而且称自己长期感到疲惫。一部分抑郁患者表现出精神运动性激越而非迟滞。他们感觉身体亢奋，坐立不安，可能无目的地四处游荡或心烦意乱。

一些抑郁患者的思想中会充满无价值感、内疚、绝望甚至自杀的想法。他们常常难以集中注意和做决定。在某些重度病例中，抑郁患者与现实完全脱节，而且还会出现妄想（没有现实基础的信念）和幻觉（看到、听到或感觉到实际不存在的事物）。这些妄想和幻觉通常是消极的。

抑郁障碍的诊断

抑郁有多种形式。持续两个星期或更长时间的重度抑郁发作可被诊断为抑郁症（major depressive disorder，也译作重性抑郁障碍）。抑郁症的诊断要求患者体验到抑郁心境或对日常活动失去兴趣，以及至少还有 4 种其他抑郁症状，并持续至少两周（表2.3）。而且，这些症状的严重程度必须达到妨碍患者在日常生活中的功能运作。只经历一次抑郁发作的患者被诊断为抑郁症单次发作。两次或更多的发作之间有至少两个月的无症状期，则满足抑郁症反复发作的诊断。

表2.3 的 DSM-5 诊断标准包括了给临床医生的注释，即对丧亲等负性事件的"正常和预期的"抑郁反应不应被诊断为抑郁症，除非出现其他非典型症状，包括无价值感、自杀的念头、精神运动性迟滞和严重损害。此外，研究显示有10%-15%的丧亲者会产生名为复杂哀伤的综合征，表现为强烈思念逝者，丧亲之痛盘踞心头，持续为自己或他人对逝者的行为感到悔恨，无法接受丧亲的既成事实，感到生命空虚、没有意义。相比哀伤反应较轻或只表现出重性抑郁障碍症状的人，丧亲后出现复杂哀伤的人更可能在丧亲后的 2-3 年内有功能不良问题。

慢性抑郁的形式在 DSM-5 中有所修订。抑郁心境是持续性抑郁障碍的主要特征，患者一天中的大部分时间都处于抑郁心境中，并且在至少两年时间里，抑郁的天数多于不抑郁的天数。对于儿童和青少年，持续性抑郁障碍的诊断要求抑郁或易激惹的心境持续至少 1 年。此外，该障碍的诊断还要求出现 2 个或以上下列症状：（a）食欲不振，（b）失眠或睡眠过多，

（c）精力不足或疲倦，（d）低自尊，（e）注意力难以集中，和/或（f）无望感。在这2年中（儿童或青少年为1年），个体没有抑郁症状的时间不能持续2个月以上。当个体在2年内都符合抑郁症的诊断标准时，会被诊断为持续性抑郁障碍。

表2.3　DSM−5对抑郁症的诊断标准

A. 在同样的两周时期内，出现5个或以上的下列症状，表现出与先前功能相比不同的变化，其中至少1项是（1）心境抑郁或（2）丧失兴趣或愉悦感。

1. 几乎每天大部分时间都心境抑郁，既可以是主观的报告（例如，感到悲伤、空虚、无望），也可以是他人的观察（例如，表现流泪）。（注：儿童和青少年，可能表现为心境易激惹。）

2. 几乎每天或每天的大部分时间，对于所有或几乎所有的活动兴趣或乐趣都明显减少（既可以是主观体验，也可以是观察所见）。

3. 在未节食的情况下体重明显减轻或体重明显增加（例如，一个月内体重变化超过原体重的5%），或几乎每天食欲都减退或增加（注：儿童则可表现为未达到应增体重）。

4. 几乎每天都失眠或睡眠过多。

5. 几乎每天都精神运动性激越或迟滞（由他人观察所见，而不仅仅是主观体验到的坐立不安或迟钝）。

6. 几乎每天都疲劳或精力不足。

7. 几乎每天都感到自己毫无价值，或过分地、不恰当地感到内疚（可以达到妄想的程度），（并不仅仅是因为患病而自责或内疚）。

8. 几乎每天都存在思考或注意力集中的能力减退或犹豫不决（既可以是主观的体验，也可以是他人的观察）。

9. 反复出现死亡的想法（而不仅仅是恐惧死亡），反复出现没有特定计划的自杀观念，或有某种自杀企图，或有某种实施自杀的特定计划。

B. 这些症状引起有临床意义的痛苦，或导致社交、职业或其他重要功能方面的损害。

C. 这些症状不能归因于某种物质的生理效应或其他躯体疾病。

注：诊断标准 A—C 构成了抑郁症发作。

注：对于重大丧失（例如，丧痛、经济破产、自然灾害的损失、严重的躯体疾病或伤残）的反应，可能包括诊断标准 A 所列出的症状：如强烈的悲伤、沉浸于丧失、失眠、食欲不振或体重减轻，这些症状可以类似于抑郁发作。尽管此类症状对于丧失来说是可以理解的或反应恰当的，但除了对于重大丧失的正常反应之外，也应该仔细考虑是否还有抑郁症发作的可能。这个决定必须要基于个人史和在丧失的背景下表达痛苦的文化规范来作出临床判断。

D. 这种抑郁症发作的出现不能更好地用分裂情感性障碍、精神分裂症、精神分裂症样障碍、妄想障碍或其他特定的或未特定的精神分裂症谱系及其他精神病性障碍来解释。

E. 从无躁狂发作或轻躁狂发作。

注：若所有躁狂样或轻躁狂样发作都是由物质滥用所致的，或归因于其他躯体疾病的生理效应，则此排除条款不适用。

Resources：Reprinted with permission from the Diagnostic and Statistical Manual of Mental Disorders, Fifth Edition, Copyright © 2013 American Psychiatric Association.

在被诊断为抑郁症或持续性抑郁障碍的人中，超过 70%的人在一生中的某些时候也患有另一种心理障碍。最常与抑郁共病（同时出现）的心理障碍包括物质滥用，例如酗酒；焦虑障碍，例如惊恐障碍；以及进食障碍。有时，抑郁障碍先出现，再导致其他心理障碍。其他时候，抑郁在其他心理障碍之后发生，可能是其结果。

DSM-5 确定了抑郁的几个亚型（见表 2.4），也就是该障碍的不同表现形式。第一个亚型是伴焦虑痛苦的抑郁，焦虑在抑郁障碍中非常普遍，并且具有该亚型的人在抑郁症状之外还具有明显的焦虑症状。第二个亚型是伴混合特征的抑郁。具有该亚型的人符合抑郁症的诊断标准，并出现至少 3 种躁狂症状，但没有达到躁狂发作的全部标准。第三个亚型是伴忧郁特征的抑郁，其中抑郁的生理症状特别突出。第四个亚型是伴精神病性特征的抑郁，具有该亚型的人出现妄想和幻觉。妄想和幻觉的内容可能与典型的抑郁主题一致，如个人的无能、内疚、死亡或惩罚（心境协调），也可能与抑郁主题无关或混杂（心境不协调）。第五个亚型是伴紧张症特征的抑郁，具有该亚型的人会表现出统称为紧张症的奇怪行为，范围从完全不动到亢奋。第六个亚型是伴非典型特征的抑郁，其诊断标准为各种古怪症状的集合。第七个亚型是伴季节性模式的抑郁，也称为季节性情感障碍。具有季节性情感障碍的人至少有两年经历抑郁症发作并完全康复的历史。当日照时间短时，他们出现抑郁症状，日照时间延长后又恢复正常。在北半球，这意味着患者会在 11 月至 2 月表现出抑郁，6 月至 8 月则不会抑郁。事实上，一些患者在夏季会出现轻度的躁狂症状，甚至完全的躁狂发作，因此可以被诊断为患有伴季节性模式的双相障碍。季节性情感障碍的诊断要求患者的心境变化不是由社会心理事件造成的，例如经常在冬季失业。相反，心境变化必须看起来没有理由或起因。

表 2.4　抑郁症发作的亚型

亚型	症状特点
伴焦虑痛苦	明显的焦虑症状
伴混合特征	至少出现 3 个躁狂/轻躁狂症状，但不符合躁狂发作的诊断标准

亚型	症状特点
伴忧郁特征	无法体验到愉悦感，抑郁心境明显，抑郁常在早晨更严重，早醒，明显的精神运动性迟滞或激越，明显厌食或体重下降，过度的内疚
伴精神病性特征	出现心境协调或心境不协调的妄想或幻觉
伴紧张症特征	紧张症行为：无主动地与环境联系、缄默、作态、激越、模仿他人的言语或动作
伴非典型特征	对某些事件做正性心境反应，明显体重增加或食欲增加，睡眠增加，上肢或下肢有沉重的、灌铅样的感觉，长期存在对人际拒绝敏感模式
伴季节性模式	至少有两年时间，在一年中的某个季节（通常为冬季）出现抑郁症发作，该季节结束则缓解
伴围产期起病	孕期或产后4周内出现抑郁症发作

第八个亚型是伴围产期起病的抑郁。孕期或产后4周内经历抑郁症发作的女性被诊断为该障碍。50%的产后抑郁症发作实际上开始于分娩前，因此DSM-5把它们统称为围产期发作。更罕见的是，某些女性会发生产后躁狂，从而被诊断为伴围产期起病的双相障碍。在产后的头几周内，多达30%的产妇会经历产后忧郁——情绪多变（不稳定和迅速转换的心境）、频繁哭泣、易激惹和疲倦。对大多数产妇来说，这些症状在产后两周内就完全消失了。大约每10个人中有1个人会经历重度的产后抑郁，达到伴围产期起病的抑郁症的诊断标准。

我们要讨论的最后一种抑郁障碍是经前期烦躁障碍。有些女性在经期前烦躁不安的症状经常明显增加。她们的症状通常混合了抑郁、焦虑和应激，易激惹和愤怒，这些症状可能在月经开始前一周的心境波动中出现，一旦月经开始就有所改善，月经一周后变得轻微或不存在。这些女性也经常报告一些生理症状，如乳房疼痛或肿胀，感觉"膨胀"或体重增加，关节或肌肉疼痛。这些女性可被诊断为经前期烦躁障碍。大多数女性的经前症状是轻度的，只有2%的女性符合经前期烦躁障碍的诊断标准。

抑郁障碍的患病率和病程

16%的美国人会在一生中的某个时间经历一次抑郁症发作。在北美洲、拉丁美洲、欧洲和日本进行的国际性研究显示，抑郁症的终生患病率的范围从日本的3%到美国的16%。根据最新的精神疾病流行病学调查，我国的抑郁症终身患病率为3.41%。

抑郁在成人中比在儿童中更常见。然而在任何给定时间点，仍有多达2.5%的儿童和8.3%的青少年可被诊断为抑郁症，并且多达1.7%的儿童和8.0%的青少年可被诊断为恶劣心境障碍。多达24%的年轻人会在20岁之前的某个时间经历抑郁症发作。儿童经常表现出易激惹而不是悲伤；同样，他们可能只是未达到应增体重，而不是体重下降。

女性出现轻度和重度抑郁症状的可能性约是男性的两倍。在许多国家、大多数族群以及各年龄段的成人中都发现了抑郁的性别差异。对一部分人来说，抑郁似乎是个长期存在、反复发生的问题。一项全美研究发现，抑郁症患者在上一年里平均有16个星期体验到明显的抑郁症状。这表明抑郁患者在大部分时间里至少是中度抑郁的。抑郁患者经历一次抑郁发作并恢复后，复燃的风险依然很大。多达 75% 的人在首次抑郁发作之后还会出现发作。有多次抑郁发作史的人甚至更可能在长时间内处于抑郁状态。

抑郁对个人和社会来说都是一个代价高昂的心理障碍。被诊断为患上抑郁症的人每年平均有 27 天因抑郁症状而无法工作。

好消息是，一旦人们接受抑郁障碍的治疗，他们的恢复会比不接受治疗快得多，并且复燃风险也会降低。坏消息是，很多具有抑郁障碍的人从不就医，或在症状开始多年后才去就医。

抑郁的理论

抑郁障碍是被研究得最多的心理障碍之一。我们将讨论相关的生物学、行为、认知、人际和社会文化理论。

抑郁的生物学理论

很多不同的生物学因素似乎都与抑郁障碍有关，包括遗传、神经递质系统、大脑结构和功能异常以及神经内分泌系统。

遗传学因素

家庭史研究发现，具有抑郁障碍的人，其一级亲属比不具有该障碍的人的一级亲属罹患抑郁症的可能性高两到三倍。抑郁症的双生子研究表明，同卵双生子的同病率高于异卵双生子，说明这种障碍受到遗传的影响。生命早期开始的抑郁症比成年后才开始的抑郁症有更强的遗传基础。抑郁可能是多种基因异常导致的。有几项研究表明，5－羟色胺转运基因可能起了作用。

神经递质理论

最常影响抑郁的神经递质是单胺类物质，具体而言是去甲肾上腺素和5－羟色胺，以及影响程度较低的多巴胺。人们发现这些神经递质大量集中在和睡眠调节、食欲及情绪加工有关的边缘系统。关于神经递质影响心境障碍的早期理论认为，抑郁症是神经元突触之间的去甲肾上腺素或5－羟色胺的减少所致。

随着我们对脑中神经递质的功能有了更多的了解，神经递质影响抑郁的理论也变得更加复杂。在抑郁障碍中，脑细胞内一系列影响神经递质功能的过程可能发生了错误。例如，5－羟色胺和去甲肾上腺素在神经元中分别由色氨酸和酪氨酸合成，一些研究表明这一合成过程的异常可能促使抑郁发生。5－羟色胺和去甲肾上腺素都是由一个神经元（指突触前神经元）释放到突触中，然后与其他神经元（指突触后神经元）上的受体结合。释放过程由5－羟色胺转运基因调节，抑郁障碍中的该过程可能是异常的。此外，具有抑郁障碍的人，其突触后神经元上的5－羟色胺和去甲肾上腺素受体可能不如正常人敏感，或者有时会功能失调。

大脑结构和功能异常

神经影像研究发现，抑郁患者至少有四个脑区持续异常：前额叶皮层、前扣带回、海马和杏仁核。前额叶皮层的主要功能包括注意、短期记忆、计划和新问题解决。很多研究已经显示，重度抑郁患者的前额叶，尤其是左侧前额叶，新陈代谢活动水平降低，且灰质体积减少。此外，脑电图（EEG）研究表明，与非抑郁患者相比，抑郁患者的左侧前额叶皮层脑波活动较低。左侧前额叶皮层更多地与动机及目标导向有关，这一区域的不活跃与抑郁表现出的动机缺乏有关。抗抑郁药物对抑郁障碍的成功治疗与增加左侧前额叶皮层的新陈代谢及脑波活动有关。前扣带回是前额叶皮层的一个分区，在应激反应、情绪表达、社交行为方面有重要作用。抑郁患者前扣带回的活动水平不同于控制组。这个区域的活动水平改变可能与注意、对适当反应的计划及应对方面的问题以及抑郁障碍者的快感缺乏有关。同样，当个体的抑郁得到成功治疗时，该脑区的活动便恢复正常。

海马对记忆和与恐惧相关的学习十分重要。神经影像研究显示，抑郁症患者的海马体积较小，新陈代谢活动水平低。海马的损伤可能是身体对应激反应慢性唤起的结果。正如我们将要探讨的，抑郁患者皮质醇水平长期偏高，在应激反应状态下尤其如此，这表明他们的身体对应激产生过度反应，而且皮质醇水平恢复正常的速度慢于非抑郁患者。海马中有大量皮质醇受体，长期偏高的皮质醇水平可能杀死新神经元或抑制其发育。抗抑郁药治疗或电痉挛治疗导致大鼠海马中新细胞的生长。

杏仁核结构和功能异常也被发现与抑郁障碍有关。杏仁核帮助人们将注意力指向具有情绪明显性和对个体有重大意义的刺激。研究发现，具有心境障碍的人，其杏仁核增大且活动水平增加，在抑郁得到成功治疗的人身上则观察到杏仁核的活动降至正常值。杏仁核过度活动有何影响尚不完全清楚，但是这种过度活动可能使人们偏向于负性的或导致情绪唤起的信息，并反复思考消极记忆和环境的负性方面。

神经内分泌因素

长期以来，人们都认为激素会影响心境障碍尤其是抑郁症。神经内分泌系统调节许多重要的激素，而这些激素反过来影响睡眠、食欲、性欲及快感体验等基本功能。这些激素也有助于身体对环境应激源做出反应。神经内分泌系统中的三个主要组成部分——下丘脑、垂体和肾上腺皮质——在一个生物反馈系统中共同工作，该系统与杏仁核、海马及大脑皮层密切相关。该系统通常被称为下丘脑 - 垂体 - 肾上腺轴，参与战斗或逃跑反应。

正常情况下，我们在面对应激源时，下丘脑会释放促肾上腺皮质激素释放激素（CRH）到垂体前叶的受体上。这导致肾上腺皮质激素被释放到血流里的血浆中，刺激肾上腺皮质释放皮质醇到血液中。这个过程帮助身体对应激源做出战斗或逃跑反应。下丘脑也有皮质醇受体。当皮质醇水平升高时，下丘脑的皮质醇受体探测到这个变化并通过降低促肾上腺皮质激素释放激素来调节应激反应。因此，生物反馈回路既有助于在应激状态下激活 HPA 轴，也有助于在应激消失后使系统平静下来。

抑郁障碍个体大多皮质醇和促肾上腺皮质激素释放激素水平偏高，意味着 HPA 轴持续活跃，并且在应激源发生后难以回到正常功能水平。HPA 轴高度活跃产生的过量激素可能对单胺类神经递质受体有抑制作用。抑郁发展的一个模型提出，长期处于应激状态的人可能发展出调节不良的神经内分泌系统。之后这些人即使面对微小的应激源，HPA 轴也会反应过度，且不易回到基线水平。这种过度反应导致脑中单胺类神经递质功能的变化，抑郁发作也可能随之发生。此外，长期暴露在过度的皮质醇中也是造成抑郁患者数个脑区体积减小的原因，这包括海马、前额叶皮层和杏仁核。

早期的创伤性应激，例如受到性或身体虐待、严重被忽视，或暴露于其他严重慢性应激，可能导致某些神经内分泌异常，使这些人更容易罹患抑郁障碍。对受到虐待或忽视的儿童的研究发现，他们对应激的生物反应，尤其是 HPA 轴的反应，常常要么夸大要么迟钝。儿童期受到性虐待的女性成年后表现出 HPA 轴的应激反应改变，甚至当她们不抑郁时也是如此。类似地，动物研究显示，早期应激（例如与母亲分离）促使神经生物应激反应过度，以及更容易对未来的应激源产生抑郁样反应。值得注意的是，后续提供支持性的母亲照料和/或药理学干预，可以降低动物身上的这些神经生物易感性。

女性更容易患抑郁障碍常常与激素因素有关。卵巢激素、雌激素和孕酮的变化影响了 5 - 羟色胺和去甲肾上腺素神经递质系统，因此理论上能够影响心境。一些女性在孕期、产后和经前期等雌激素和孕酮水平变化时期，抑郁心境的表现也会增加。此外，女孩在约 13 ~ 15 岁时，抑郁发病率提高，这可能是青春期的激素变化导致的。然而，关于雌激素和孕酮水平变化与抑郁易感性之间的直接联系，人们还没有得到一致的发现。青春期、月经周期、产后期和停经期的激素变化，可能只在具有抑郁的遗传或其他生物易感性的女性身上才会诱发抑郁障碍。

抑郁的心理学理论

行为主义者关注无法控制的应激源对诱发抑郁的作用。认知理论家则提出能够诱发和维持抑郁的思维方式。人际理论家考虑的是人际关系在诱发和维持抑郁方面的作用。社会文化理论家则关注对不同社会统计学群体之间抑郁发病率差异的解释。

行为理论

抑郁往往是对具有压力的负性事件的反应，这些事件包括一段关系的破裂、爱人的去世、失业或严重的躯体疾病等。高达 80% 具有抑郁障碍的人都称自己在抑郁起病前经历了负性的生活事件。与非抑郁患者相比，抑郁患者更可能在生活中经历慢性的应激源，例如经济拮据或婚姻问题。他们往往过去也经历过创伤性事件，尤其是与丧失有关的事件。抑郁的行为理论认为生活压力会导致抑郁，因为压力会减少生活中的正性强化物。人会变得退缩，导致正性强化物进一步减少，引起更多的退缩，从而形成了自我永存的链条。例如，一位男性遇到的婚姻问题可能起源于他和妻子的互动变少了，因为他们的互动不再像以前那样产生正性的强化作用。这只会使他和妻子的沟通出现更大的问题，夫妻关系也因此恶化。然后他会更加退缩，并对生活中的婚姻感到抑郁。行为主义者认为，缺乏社交技巧的人尤其可能陷入这种模式，因为他们更可能遭到他人的拒绝，并且更可能以退缩来反应，而不是寻找克服他人拒绝的办法。此外，人一旦开始出现抑郁行为，就会引起他人的同情和关注，因此这些抑郁行为就会得到进一步的强化。

另一种行为理论——习得性无助理论认为，最可能导致抑郁障碍的应激事件是无法控制的负性事件。这类事件，尤其是如果频繁出现或长期存在的话，会使人们认为自己无力控制所处环境中的重要结果。这种无助的信念使人丧失动机，减少对环境中可控部分的行动，并使他们不能学会如何控制那些可控的局面。这些习得性无助缺陷与抑郁的症状类似：低动机、被动、犹豫不决。例如，经常遭受殴打的妇女可能逐渐会认为自己对所受的殴打以及生活中的其他方面都无能为力，这可能解释了她们较高的抑郁发病率以及为何倾向于维持受虐关系。

认知理论

艾伦·贝克认为抑郁患者通过消极认知三联征来看待世界：他们对自己、世界和未来的看法都是消极的。因而他们在思考时会犯很多支持其消极认知三联征的错误，例如忽视好的事件和夸大负性事件。消极的思维方式既是导致抑郁的原因，又使疾病得以持续。很多研究显示，抑郁患者表现出消极的思维方式，并有一些纵向研究表明，这种思维方式预测了抑郁症状的逐渐发展。贝克的理论产生了使用最广泛并且最成功的抑郁障碍治疗方法之一——认知行为疗法。

关于抑郁的另一个认知理论是形成式习得性无助理论，它解释了认知因素如何影响个体在经历负性事件后是否会变得无助和抑郁。该理论关注人对事件的因果性归因。因果性归因是对事件发生原因的解释。根据这一理论，习惯用内在、稳定和整体的原因解释负性事件的人会因发生负性事件而责备自己，预期负性事件今后还会发生，并预期自己在生活诸多方面都会发生负性事件。因而，正是这些预期，致使他们体验到长期的习得性无助缺陷，并在生活的诸多方面丧失自尊。

例如，试想一个学生因心理学考试不及格而变得抑郁。形成式习得性无助理论认为她将考试失败归咎于内在自身的原因——她学习不够用功；而不是外在环境的原因——试题太难。此外，她假定考试失败是由于某些稳定的原因，例如她在学习心理学方面没有天赋；而非不稳定的原因，例如老师给的考试时间不够。因此，她预期下一次考试还会失败。最后，她将考试失败归因于整体原因，例如自己学习这些资料有困难。这种整体归因导致她预期自己在其他学科上同样会失败。当人们对生活中最重要的事件做出悲观的归因，且认为自己无法应对这些事件的后果时，就会发展出无望感抑郁。

另一个认知理论，冗思反应风格理论更关注将思考的过程而不是内容作为导致抑郁发生的原因。一些人在悲伤、忧郁和沮丧时会关注自身感受，即疲惫和注意不集中的症状，还有他的悲伤和绝望，并且可以确定许多可能的原因。然而，他们并不试图做任何事来消除这些原因，而只是继续沉湎于对其抑郁的冗思之中。几项研究显示，采用冗思应对风格的人更可能患抑郁症。

抑郁患者在基本的注意和记忆过程中表现出对消极思维的偏好。抑郁患者比非抑郁患者更可能停留在负性刺激上，如悲伤的面孔，并且很难让注意力离开负性刺激。在学习一组词语并意外地被要求完成回忆这些词语的任务时，抑郁患者倾向于回想起更多负性的词语而非正性的词语，那些对照组中的非抑郁患者则表现出相反的记忆偏差。这些对负性信息的注意和记忆偏差能够形成并维持抑郁患者消极地看待世界的倾向。

此外，抑郁患者倾向于表现出过度概括化的记忆。当给人们一个简单的词语提示如"愤怒",并要求他们描述该提示所激发的记忆时,抑郁患者比非抑郁患者更可能提供高度概括的记忆(如"卑鄙的人们"),而不是具体的记忆(如"简妮上星期五对我很粗鲁")。有研究者提出,抑郁患者在应对过去的创伤时倾向于以概括化的方式来储存和提取记忆。相比细节丰富详尽的记忆,模糊、概括化的记忆不会引起那么强烈的情绪负荷和痛苦,因此有助于减轻抑郁患者对过去感到的情绪痛苦。有趣的是,以过度概括化的记忆为特征的另一种障碍是创伤后应激障碍,该障碍是由特定创伤性事件所引发的。

人际理论

抑郁患者的人际关系常常充满了困难。这些关系是抑郁的人际理论的重点。人际方面的困难和丧失往往出现在抑郁之前,并且是人们所报告的最常见的诱发抑郁的应激源。抑郁患者比非抑郁患者更可能在家庭、朋友和同事关系当中经历了持续的冲突。抑郁患者的行为方式可能会引起人际冲突。一些抑郁患者可能非常需要其他人表达支持和赞同他们,同时又很容易感觉到其他人的拒绝,这种特点被称为拒绝敏感性。他们会沉湎于过度地寻求反复确认之中,不断从接纳他们、爱他们的人那里寻求肯定。然而,他们从不太相信别人做出的保证,总是焦虑地回来提出更多的要求。一段时间后,他们的家人和朋友会对这样的行为感到厌倦,可能会变得挫败或厌烦。没有安全感的人捕捉到了人们对他们感到烦恼和恐慌的信号,然后他们会感到更加的不安,并变本加厉地做出过度寻求反复确认的行为。最终,个体得到的社会支持可能会全部被收回,导致抑郁加重并持续更长时间。

社会文化理论

社会文化理论家关注群体的社会状况不同如何导致了抑郁易感性的差异。历史的变迁可能使近几代人患抑郁的风险高于前几代人，这种现象称为世代效应。例如，1915 年以前出生的人中只有不到20% 的人可能患抑郁症，而 1955 年后出生的人中有超过40% 的人在一生中存在患抑郁症的风险。一些理论家认为，20 世纪 60 年代以来社会价值观的迅速改变以及家庭单位的解体，造成近几代人患抑郁的风险增大。另一种可能的解释是，年轻世代对自己有不切实际的高期望，这是他们的前几辈人所不曾有的。

之前我们提到，女性患抑郁的可能性是男性的两倍左右。对于这一性别差异，人们提出了几种解释。在面对痛苦时，男性比女性更可能求助于酒精这样的应对方式，并否认自己感到痛苦；女性则比男性更可能反刍地思考她们的感受和问题。因此男性也许更可能产生酒精滥用，而女性的反刍式冗思倾向让她们更可能变得抑郁。这些不同的应激反应可能是社会规范造成的——社会更能接受男性的酗酒行为以及女性的冗思行为。

可能也是出于性别社会化的影响，女性大多比男性有更强的人际取向。一方面，女性强大的人际网络在需要的时候会给她们提供支持。另一方面，当不好的事情发生在其他人身上，或者当他们的关系出现冲突时，女性比男性更可能报告抑郁症状。女性似乎也比男性更可能将自我价值建立在人际关系的健康上。此外，大多数社会中女性的地位和权力都不如男性，这使得她们承受更多的偏见、歧视和暴力。性虐待，尤其是儿童期的性虐待，对女性抑郁有着终生的影响。

有研究者提到了对于女性抑郁易感性风险大于男性的生物学解释。生物因素和社会文化因素的相互作用，进一步扩大了抑郁发病率的性别差异。在美国进行的一项大规模研究发现，拉美裔美国人上一年的抑郁患病率高于非拉美裔白人。这可能反映了拉美裔美国人的贫穷、失业和歧视水平相对较高。对成人的研究显示，非裔美国人患抑郁的比例低于美国白人。鉴于非裔美国人在美国社会中的不利处境，这种情况似乎难以理解。然而，非裔美国人患焦虑障碍的比例较高，这说明社会地位的压力可能使他们更易患焦虑障碍而非抑郁。其他研究则发现，美国印第安人，尤其是年轻人中患抑郁的比例极高。美国印第安青少年患抑郁可能与贫穷、无望和酗酒有关。

抑郁障碍的治疗

对于具有心境障碍的人来说，现在有很多种治疗形式可以采用。然而，在任何一年中，只有大约一半双相障碍个体和大约 60% 抑郁症患者会寻求治疗。最终确实去寻求治疗的患者，往往也是在症状开始多年后才去寻求就医的。

抑郁障碍的生物治疗

抑郁障碍的大多数生物治疗均为药物治疗。除药物治疗外，一些具有抑郁障碍中的人还接受电痉挛治疗（ECT）。治疗抑郁障碍的三种新方法——重复经颅磁刺激（rTMS）、迷走神经刺激和深部脑刺激——给很多人带来了希望。具有季节性情感障碍的人则可以从一种简单的疗法当中受益：接受强光照射。

抑郁的药物治疗

20 世纪晚期，治疗抑郁的药物及其应用都迅速增长。最初，人们认为这些药物是通过改变突触中的神经递质 5 – 羟色胺、去甲肾上腺素或多巴胺水平，或通过影响这些神经递质的受体来起作用。然而，这些变化发生在服药后的几个小时或几天内，而抑郁症状的减轻通常几个星期后才会出现。新近的理论认为，对于前面讨论过的神经递质系统的细胞内过程以及调节神经传递、边缘系统和应激反应的基因活动，这些药物的影响是逐渐显现的。目前可以使用的所有不同的抗抑郁药物能够减轻大约 50% – 60% 服药者的抑郁症状。这些药物治疗重度的持续性抑郁比治疗轻度到中度的抑郁更有效。对来自 6 项研究的 718 名患者的元分析发现，仅对于非常重度的抑郁患者，抗抑郁药减轻症状的效果才明显胜过安慰剂；对于轻度到中度的抑郁患者，抗抑郁药的效果很小或者完全不存在。选择首先使用哪种药物，多半取决于医生的经验和对患者承受副作用能力的考虑。通常需要几个星期才能知道药物对个体是否起作用。大多数人在发现对自己起作用的药物之前都会尝试一种以上的药物。目前，抗抑郁药被用于减轻抑郁的急性症状。为了防止复发，个体在症状消退后通常继续服用抗抑郁药至少 6 个月。若在症状消退后的最初 6 – 9 个月内没有继续服用抗抑郁药，似乎会使重度抑郁障碍复发的风险翻倍。

电痉挛治疗

电痉挛治疗可能是最具争议性的心境障碍生物疗法。电痉挛治疗在 20 世纪早期被引入，最初用于治疗精神分裂症。电痉挛治疗包括一系列治疗手段，在治疗中让电流通过患者大脑引起大脑发作。患者首先被麻醉并注射肌肉松弛药，这样患者在发作时并无知觉，肌肉也不会在发作期间剧烈抽搐。在患者头部贴上金属电极，让 70 - 130 伏的电流通过一侧大脑，持续约 1 秒钟。患者通常会发生持续约 1 分钟的痉挛。整个电痉挛治疗由 6 - 12 个疗程组成。神经影像研究显示，电痉挛治疗会降低包括前额叶皮层和前扣带回等多个脑区的新陈代谢活动，但是电痉挛治疗缓解抑郁症状的机制尚不清楚。电痉挛治疗是一种颇具争议但有效的抑郁治疗方法。

电痉挛治疗会导致记忆丧失和难以学习新的信息，尤其是在治疗之后的日子里。电痉挛治疗刚发展起来时，大脑两侧都会通上电流，有时会对记忆和学习能力造成严重且永久性的影响。如今，电痉挛治疗通常只对单侧大脑通电，一般是右侧，因为大脑右侧与学习及记忆的关系较小。因而，接受现代电痉挛治疗的患者大多不会出现明显或长期的记忆或学习困难，但是接受电痉挛治疗的患者的记忆出现问题的个案仍然明显增加。此外，由于单侧通电的治疗效果有时不如双侧通电理想，一些患者仍然被给予双侧通电治疗。虽然电痉挛治疗在消除抑郁症状方面极为有效，但是接受该治疗的患者复发率高达 85%。

脑部刺激的新方法

近年来，研究者一直在寻找不使用电流来对脑部进行刺激的新方法。在随机临床试验中，对于其他治疗方法无法治疗其抑郁症状的抑郁障碍或双相障碍患者，这些方法都比安慰剂更多地改善了抑郁症状。在被称为重复经颅磁刺激的治疗方法中，科学家让患者暴露于重复的高强度磁脉冲下，磁脉冲集中在特定的脑结构。治疗抑郁患者时，研究者以左侧前额叶皮层为目标，一些抑郁患者的该脑区往往新陈代谢活动水平异常低。接受重复经颅磁刺激的患者报告的副作用很少，通常只有轻微的头痛，服用阿司匹林可治愈。患者能够保持清醒，而不像接受电痉挛治疗时那样需要被麻醉，因此可以避免可能的麻醉并发症。

另一种相当具有前景的治疗重度抑郁的新方法是迷走神经刺激。迷走神经是自主神经系统的一部分，负责将头、颈、胸、腹处的信息传递到多个脑区，包括下丘脑和杏仁核这两个与抑郁相关的区域。在实施迷走神经刺激时，将一个类似心脏起搏器的小型电子装置植入患者左胸壁的皮肤组织下，这个装置可以刺激迷走神经。迷走神经刺激缓解抑郁症状的原理尚不清楚，但是正电子发射研究显示，迷走神经刺激可以增加下丘脑和杏仁核的活动，可能产生抗抑郁作用。

目前最新也是研究最少的程序是深部脑刺激。使用时通过手术将电极植入特定脑区。电极与置入皮肤下的脉冲发生器相连，并对这些脑区进行刺激。深部脑刺激只要很少的次数就能缓解难以治疗的抑郁。

光疗法

前面谈到过季节性情感障碍（SAD）是心境障碍的一种形式，具有该障碍的人在日照时间最短的冬季月份里变得抑郁，在日照时间较长的夏季月份里心境好转。SAD个体对光的视网膜敏感性不足，这意味着他们的身体对一天中光量变化的反应比大多数人更强烈。证据显示在冬季月份里让SAD个体每天暴露在明亮光照下数小时可以明显缓解一些患者的症状，这被称为光疗法。一项研究发现，完成了一次光疗法的 SAD 个体中有 57% 显示出症状缓解，同时接受光疗法和认知治疗的人中有 79% 显示出缓解，而没有接受干预的控制组中这个比例只有 23%。

一个理论是光疗法重新设定人的生理节奏，有助于减轻季节性情感障碍的症状。生理节奏是每 24 小时发生的生物活动的自然循环。根据人的生理节奏，多种激素和神经递质在一天的不同时间其合成会有所不同。这些节奏由生物钟控制，也受到环境刺激包括光的影响。抑郁患者有时会出现生理节奏失调。光疗法可能是通过重新设定生理节奏而发挥作用的，从而使激素与神经递质的分泌趋于正常。

另一个理论认为光疗法是通过减少松果体分泌的褐黑激素发挥作用的。褐黑激素水平下降会使去甲肾上腺素和 5 – 羟色胺水平升高，从而减少抑郁症状。最后，研究表明暴露于明亮的光照或许可以直接提高 5 – 羟色胺的水平，也能减少抑郁症状。

抑郁障碍的心理治疗

对于抑郁障碍的发生和维持，每一种心理学理论都有各自主张的病因，并形成了克服这些病因的不同治疗方法。

行为治疗

行为治疗的重点是，通过帮助抑郁个体改变其与环境和他人互动的方式来增加积极强化物，减少个体在生活中的厌恶体验。行为治疗是持续 12 周左右的短期疗法。行为治疗的第一阶段包括对特定环境与抑郁个体症状之间的联系进行功能分析。抑郁个体何时感觉最差？是否存在什么情境令他们感觉更好？这种分析帮助治疗师确定治疗中需要聚焦的行为和互动模式。它也帮助来访者理解症状与其日常活动或人际交往之间的密切联系。

一旦明确了促成来访者的抑郁症状的环境，治疗师就可以帮助来访者改变环境中导致其抑郁的方面，例如隔离。治疗师也会向抑郁的来访者传授改变负性环境尤其是不良社交方式的技巧。他们也会帮助来访者学习新技巧，如放松技术，以在不愉快的情境中控制情绪。

认知行为治疗

认知行为治疗代表了抑郁的认知理论与行为理论的结合。这种治疗有两个基本目标。第一，它旨在改变抑郁的认知模型所描述的消极无望的思维方式。第二，它旨在帮助抑郁患者解决生活中的具体问题，并培养对其来说更有效的技巧，从而摆脱抑郁的行为理论中所描述的强化物缺乏。

和行为治疗一样，认知行为治疗疗程短、时间有限。治疗师和来访者通常会确定他们希望在 6 - 12 周内完成的一套目标，这些目标聚集于来访者认为和他们的抑郁相关的具体问题，例如婚姻问题或工作不如意。从治疗一开始，治疗师就会鼓励来访者确立自己的目标、自己做决定。

认知行为治疗的第一步是帮助来访者发现他们习以为常的消极自动式思维，并弄清这些想法和抑郁之间的关系。治疗师往往会给来访者布置家庭作业，让他们记录自己感到忧伤和抑郁的时间，并将当时的想法写在记录单上。

认知行为治疗的第二步是帮助来访者对消极的想法提出质

疑。抑郁患者往往认为只有一种解释情境的方式，也就是他们的消极方式。治疗师会用一系列的问题来帮助来访者思考看待情境的其他方式及其优缺点，例如"有什么证据能证明你解释这件事情的方式是正确的？""有没有看待这件事情的其他方式？"以及"如果发生最糟糕的情况，你能够做什么？"

认知行为治疗的第三步是帮助来访者识别他们所持有的加剧其抑郁症状的更深层的基本信念或假设。这些信念可能包括"如果不能取悦所有人，我就是失败者"或"如果做不到事事成功，我的人生便毫无意义。"治疗师帮助来访者质疑这些信念，并确定他们是否真的希望将自己的生活建立在这些信念之上。苏珊的案例显示了认知行为治疗中的一些认知成分。

人际治疗

在人际治疗中，治疗师会在抑郁个体身上寻找四类问题。首先，许多抑郁患者确实会因失去一位他所爱的人而哀伤，可能并非因为死亡，而是因为一个重要关系的破裂。人际治疗师帮助来访者正视这种丧失，并探讨来访者对此的感受。治疗师还会帮助来访者开始投入新的关系。

人际治疗关注的第二类问题是人际角色争议。当人们不同意自己在某种关系中的角色定位时，就会引起此类争议。例如，在选择职业应在多大程度上遵从父母意愿上，大学生和父母可能会产生分歧。人际治疗师首先帮助来访者认识到这些争议，然后指导他们选择可以对关系中的另一方做出何种让步。治疗师可能还需要帮助来访者修正并改善他们在关系中与他人的沟通模式。例如，讨厌父母干预自己私生活的学生可能大多表现出退缩和生闷气，而不是直面父母的干预。治疗师可以帮助他找出更有效的方式来表达父母的干预给他造成的苦恼。

人际治疗处理的第三类问题是角色转换，如从上大学到工作的转换，或从工作到全职母亲的转换。有时人们会因不得不放弃一些角色而变得抑郁。治疗师会帮助来访者发展出更加现实的角度来看待失去的角色，学会以更加积极的心态来看待新角色。如果来访者不确定自己是否能够胜任新角色，那么治疗师应该帮助他们逐渐去适应。有时，来访者还需要治疗师帮助他们建立新的社会支持网络，取代已放弃的旧角色所在的支持系统。

第四，抑郁患者也会因为缺乏人际技巧所引发的问题而向人际治疗寻求帮助。缺乏人际技巧可能是抑郁患者社会支持网络不足的原因。治疗师会回顾来访者以前的人际关系，尤其是儿童期的重要人际关系，帮助他们理解这些关系及其对当前人际关系的影响。治疗师也可能直接向来访者传授自信等社交技巧。

第三部分

科普园地

睡个好觉咋就那么难

俗话说，"一夜睡好觉，精神胜百倍"。人一生中约有1/3的时间在睡眠中度过，睡眠对人的身体、心理、行为等都有很大的影响。现代社会越来越多的人被失眠所困扰，情况严重的人甚至已经对失眠产生了恐惧心理，每到入睡时总被夜不能寐的痛苦纠缠，整晚睡不好。第二天还要带着疲惫继续工作，导致生活质量严重下降。也有很多人觉得失眠不是多大的事，只是精神不好而已，也不会有什么大的影响。

失眠是一种精神疾病，是一种十分常见的睡眠障碍。失眠是指主观对睡眠数量或质量的不满，主要表现为入睡困难，睡眠不实，频繁地觉醒或醒后再入睡困难，早醒，且不能再入睡。那什么程度的失眠可被诊断为睡眠障碍？这主要由失眠出现的频率及持续的时间来决定，以及它对生活、工作的影响程度。

达到临床诊断的失眠，主要是指每周出现3天及以上的睡眠困难，并持续3个月，同时失眠引起有临床意义的痛苦，或导致社交、职业、教育、学业、行为，或其他重要功能的损害。

我曾经遇到一位事业上非常成功的40岁女性，从事家族服装生意，工作压力大，做事追求完美，自我要求高，近几年来长期失眠，整宿整宿睡不着。为了睡个好觉，她白天跑去宾馆睡钟点房，办公室随时准备简易床……吃过药，试过很多助眠的方法，效果都不佳……甚至因为失眠，她下决心将公司的运营交给她妹妹，但依然睡不好。她百思不得其解，为什么呢？明明已经没有压力了，很想睡但就是睡不着，痛苦不堪。

小心掉进睡眠的焦虑

引起失眠的原因有很多，持续性失眠是 3 种因素共同作用的结果，即易感因素、诱发因素和维持因素。

易感因素：包括所有的生物、心理和社会因素。生物遗传因素包括父母亲的失眠，自身的高度觉醒和先天睡眠系统功能低下。心理因素包括忧虑或过度思虑，追求完美，压抑情绪等性格特征。社会因素包括与同床者的睡眠时间表不同步，或由于社会/工作压力导致的不良睡眠时间表。

诱发因素：突然出现的事件，与患者本身的易感因素相互作用，导致短暂性睡眠起始和（或）维持问题。

维持因素：是指个体为了应付短暂性失眠，获得更多的睡眠而采用的各种不良应对策略。主要有：提前上床、推迟起床时间、打盹等，及在卧室中与睡眠无关的行为增多。

我之前遇到的这位患者，是自我要求高的个性特征（易感因素）和巨大的工作压力（诱发因素）造成了失眠，但为什么没有工作压力了还是睡不着呢？不幸的是，虽然没有了工作压力，但睡眠已经变成她最大的压力。每天晚上天黑之后，她就在想今天能不能睡着，每天晚上吃药会不会产生药物依赖，肝肾功能会不会受影响……压力源还不止这些，她早上起床第一件事就是想昨天睡得怎么样、今天偏头痛会不会发作……种种担忧和弥补行为，恰恰让患者掉进了睡眠的焦虑圈，越陷越深。

不要过分关注失眠本身

临床上，我发现大部分的失眠患者都存在不良睡眠卫生习惯，破坏正常的睡眠模式，形成对睡眠的错误概念，从而导致失眠。

面对这样的失眠患者，我们首先需要对患者进行睡眠卫生教育，帮助失眠患者认识不良睡眠习惯在失眠的发生与发展中的重要作用，分析寻找形成不良睡眠习惯的原因，建立良好的睡眠习惯。

睡个好觉咋那么难

负性情绪使睡眠进一步恶化，而失眠的加重又反过来影响情绪，形成恶性循环。

★避免饮酒：在饮酒后不久，酒精会使人放松促进睡眠发作。然而，在晚上晚些时候，酒精会诱发睡眠碎片化，酒精还会加重打鼾。

★避免摄取咖啡因：咖啡因是一种兴奋剂，对睡眠有负面影响，使睡眠碎片化。咖啡的效果一般会持续 4 - 6 小时，所以如果一定要饮用咖啡，尽量在午饭前。

★避免尼古丁：尼古丁的半衰期很短（大约 2 小时），如果一定要吸烟，避免在睡前 2 小时吸烟。

★每天同一时刻起床。

★规律锻炼。

★确保卧室舒适，无声光干扰。

★ 确保夜间温度适宜。

★ 规律进餐，不要空腹上床。

★ 夜间避免过度饮水。

★ 别把问题带到床上。

★ 不要试图努力入睡。

★ 不要看闹钟。

★ 避免白天打盹（小睡）。

此外，睡眠障碍患者常对失眠本身感到恐惧，过分关注失眠的不良后果，常在临近睡眠时感到紧张焦虑，担心睡不好。这些负性情绪使睡眠进一步恶化，而失眠的加重又反过来影响患者的情绪，两者形成恶性循环。

患者可以同时结合放松训练，通过学习和掌握呼吸调节、放松全身肌肉的方法来消除杂念。主要方式为调整呼吸，先把注意力集中于躯体的一部分，尽量使这部分肌肉放松，然后转移注意力到躯体另一部分。如此反复训练，可促使身心得到平静放松。

大部分的失眠患者都存在不良睡眠卫生习惯，破坏正常的睡眠模式，对睡眠有一种错误概念，从而导致失眠。

（罗佳）

提升心理韧性，助你穿过这场疫情"暴风雨"

疫情就像一面镜子，从这次疫情之中，我们能发现和反思自己和他人身上的各种特质。此次疫情前期传播速度快，影响范围广，让许多人感到焦虑、恐惧，甚至影响到日常生活。而身边有些人却可以很平和地应对，令人羡慕又疑惑。这些人是真的"心大"，不关心自己和他人的安危吗？

"沸水可以使鸡蛋变硬，也可以使土豆变软。"这句话或许能给我们解释。

某种环境会造就一批英雄，也会显现出人性的脆弱。面对压力和逆境，有些人会深陷其中、一蹶不振。但有些人却能抓住机会，迎逆境而上，成为勇敢的逆行者，这是因为他们会把环境的压力转化为自我成长的内在动力。让这两类人形成鲜明对比的，是一个内在因子，我们将它称之为"心理韧性"。

心理韧性，又称为心理弹性，是指个体面对生活逆境、创伤、悲剧、威胁或其他生活重大压力时所表现出的良好的适应能力。人的心理韧性由四个方面组成：掌控、承诺、信心、挑战。心理韧性强的个体，能更好地应对应激性事件，通过自身的保护性因子，获得良好的适应能力，保持身心健康，并且还能从应激性事件中获得一定程度上的自我成长。

在目前这个特殊的阶段，心理强韧的人更乐观，更积极思考，更容易在困境中看到机会，他们还具有一定的影响力，会在疫情之中给身边的人传递正能量和希望。

如果你觉得自己的心理韧性很差，不用担心，因为心理韧性也是可以训练的。下面介绍四种训练自己"心理韧性"的方法：

1. "我有""我是"和"我能"策略

"我有"是发现和挖掘自己所拥有的外界支持与资源系统，以增强自身安全感；"我是"是发掘个人的内在能力，包含个人的感觉、态度及信念；"我能"是发现和培养人际关系技巧和问题解决能力，如创造力、恒心、幽默、沟通能力等，丰富和强化与外部支持系统的联系。

2. 情绪控制和表达策略

一方面，可以通过转移注意力、回避、重构认知等方式，控制自己对应激性事件的情绪反应，保持平和稳定的心态。例如，少看或尽量不看疫情相关的报道，将注意力投入到自己的日常生活中去。另一方面，可以及时写下自己当下的感受和思考，进行自我反省；或者通过唱歌、听音乐、跳舞、跟朋友聊天等方式来表达情绪，舒缓自己的心理压力。

3. 运动策略

日常生活中，可以坚持体育锻炼，比如慢跑、游泳、瑜伽、太极拳等，培养运动爱好，除了能达到强身健体的效果以外，还能培养自己的意志力和积极向上的心态。此外，还可以和家人朋友一起参与一些集体运动的项目，拉近彼此间距离，培养默契，来增强自己的安全感。

4. 建立支持系统策略

首先，要建立良好的家庭环境，与家庭成员保持良好的沟通和积极的互动；其次，要建立良好的工作环境，与同事保持和谐的人际关系，共同培养团队精神和凝聚力；最后，可以寻求专业心理援助机构的支持和帮助，进行心理疏导，提升自己的应对能力。

（王璐妍）

今天我们不谈疫情，只谈关爱自己

在正文开始前，我们先做一个小游戏吧！

开始！

现在请你放下手机，保持平静，在心里想 3 个你最爱的人，只能想 3 个哦！

让我猜猜你想到的是不是有：父母、爱人、孩子……

可是，你好像忘记了选择爱自己。

面对这场突如其来的疫情，不少人出现了害怕、焦虑、愤怒等情绪，甚至有的人出现了睡眠问题、行为退缩等症状，无论是哪种表现，都让人感到痛苦。我们曾在以往向大家介绍特殊时期应保持乐观心态和良好心情，但无论是乐观心态还是良好心情，更多的是提醒大家要关心自己、爱自己。因为对一个个体而言，爱自己是最重要的信念，在你的世界里，最重要的角色是你自己。

为什么要爱自己？原因包括以下几点：

1. 爱自己可以帮助我们更好地了解自己

当面对疫情或突发事件感到恐慌时，当我们的情绪产生了波动时，当和别人起冲突时……这可能是在提醒我们要把关注点朝向自己了，思考一下你真正的需求是什么？为什么会产生这样的情绪？这是你想要的结果吗？

2. 爱自己可以帮助我们悦纳自己

很多时候我们都擅长取悦别人，但却总是忽略自己的感受。当你把关注点重新放到自己身上时，能够帮助自己正确评价自己、接受自己，接纳自己的优点，也接纳自己的不足，从而不断改进、完善自己。

3. 爱自己可以帮助我们更好地爱别人

一个失去独立和自我的人很难从自身汲取能量，而当他学会了解自己、悦纳自己后，往往能在获得正性能量的同时还能向他人传递出自己的爱和温暖。反之，如果长期处于负能量之下，不仅对自己的身心健康不利，给别人传递的也是负性的内容。

那么，我们应该如何爱自己呢？我们整理出了以下建议：

1. 要照顾好自己，对自己好

在这个特殊时期，仍然不可以放松警惕，但是你可以尽量让自己好过一些，比如：维持好正常的生活作息、适当的休闲等。如果一直有很多负面情绪令你不安，难以规律工作或生活，可以允许自己大声哭一次，并体会此时此刻的感受。

2. 学会放松，处理消极情绪

现在我们每天都能实时收到大量疫情相关的信息，这能帮助我们了解治疗的最新进展，但也会令人产生诸多不良情绪。你可以尝试控制自己不过分刷新信息，相信官方的可靠报告，不因为道听途说而焦虑不安。此外，在正常工作或生活之余，可以学习一些放松的技巧，减轻心理负担，增加心理免疫力。

3. 适当运动，恢复元气

运动能够使我们紧绷的神经很快放松下来，畅快地出一次汗也能带来愉悦的体验。研究表明，人在运动时能够促使身体释放多巴胺和内啡肽，这类"快乐激素"能够有效增强身体机能、增加自我效能感，降低负面情绪。

4. 自在生活，你有对自己好的能力

充分而适当地自我关注，相信你有能力对自己好，意识到"我的生活由我自己决定"。可以创造一个让自己感到舒服的环境和人际关系，比如：制定一个有趣的小目标，把家里收拾一下，选择三两位亲密好友，最主要的是要体会让自己感到舒服的生活。

（盛笑莹）

"复工"之后，如何调整好疫情之下的工作心态

随着返岗复工逐渐拉开序幕，上班路上，你是否也会暗自恐慌和焦虑，春运返程会不会使自己身上沾染了病毒？公交、地铁上的人万一"有病"怎么办？总觉得自己头昏脑胀，嗓子干痒，是不是"中招"了？怎样才能在工作中最大限度地做好防护？

如果您对以上问题也有同样的担心和疑虑，那么有可能您现在正在经历"心理应激反应"。所谓"心理应激反应"，是指主体无法应对客观环境要求所产生的一种紧张状态，比如：情绪低落或出现失眠、作息异常、记忆力下降、头晕胸闷等情况。在这次重大疫情中新型冠状肺炎病毒就是民众恐慌的应激源，由此产生的身心及行为反应都属于人类自我防御的正常心理机制。这好比我们在原始森林中碰到一只猛兽，产生紧张、害怕、心跳加速等一系列的心理及生理反应，都属于人们面对重大灾难的一种自然、正常和必要的自我防御机制，换言之，这也是激发人们追求安全和健康的动力。

那么，我们应该寻找什么方式来缓解自身的不良情绪，以更好的状态投入到新一年的工作当中呢？

第一步，接纳现状。首先，要接纳自己在疫情期间返岗复工的现实，这是别无选择的；其次，要接纳自己内心恐惧焦虑的心理。目前各地纷纷启动重大突发公共卫生事件一级响应，说明这种新型冠状病毒的传染性和危害性是不容小觑的，在这

种情况下，个人产生一定的害怕焦虑情绪是非常正常的反应，而且适当的焦虑可以让自己对防止病毒感染保持必要的警惕，有助于我们更好地应对危机事件。

第二步，适度比较。自疫情爆发以来，各地奋战在一线的医务人员、领导干部、公务员及社区工作者们早已全部停休，放弃了自己的春节假期、与家人团聚的机会，与病毒和死亡赛跑。尤其是医务人员，冒着被病毒感染的风险，全力救治被病毒感染的肺炎患者，其中不乏有工作人员因为过劳猝死的事例发生。与他们相比，我们在家得到了充分的休息，能与家人团聚过年，身边人健康平安，是不是应该知足呢？

第三步，科学应对。面对肆虐的病毒，我们能做到的就是遵从返岗人员防护建议，保护好自身。在电梯间、饭堂（餐厅）、会议室、室内工作场所（办公室、厂房、教室）等高危地带及上下班途中，应注意佩戴口罩、及时洗手，避免用手揉眼、摸口鼻等行为；与同事之间非必要情况下避免距离过近，同时注意开窗通风和定时消毒。与此同时，工作期间需专心投入，减少接触不可靠信息，做到不造谣、不传谣、不信谣。平日里和亲人朋友间可以用手机、微信等方式联系，表达爱意和关心，互相支持、加油打气，让爱营造出温暖、安心的氛围。

第四步，积极心态。现在能够返岗复工的人员，都是这场疫情中的幸运者，我们应该为自己能保持身体健康和继续工作而感到幸运。正常的工作并不会破坏免疫系统，只有恐惧心理才会对免疫系统产生消极影响。保持乐观积极的心态反而会增强我们的抵抗力，从而使我们更好地加入这场全国抗病毒攻坚战中。

第五步，寻求帮助。若以上方式均不能缓解您在返岗复工过程中所产生的心理不适及不良情绪问题，建议您可以寻求专业心理咨询人员的帮助。

（王璐妍）

揭开焦虑的面纱

每周的焦虑门诊，都会遇见许多因为"焦虑"前来就诊的患者：18 岁的王同学，人多时会感到紧张焦虑，脸红，心慌出汗，肌肉僵硬，不知所措，回避社交情景；而 35 岁的李先生，却总是在乘车/地铁时出现心慌胸闷、呼吸困难，每次发作感觉像马上要死了一样，每次发作 5－10 分钟，发作时面色苍白、四肢冰冷，曾多次拨打 120，急送医院急诊室做心电图，提示心动过速，其它检查结果正常，为此不敢外出乘坐交通工具。

46 岁的陈女士近半年来总感觉会发生不好的事情，提心吊胆，胸闷，心慌气短，坐立不安，失眠……他们都会问"罗医生，我怎么了？我这是得了什么病？"其实，他们得了焦虑障碍——王同学的社交焦虑，李先生的急性焦虑发作（又称惊恐障碍），陈女士的广泛性焦虑。

如何区分正常焦虑与病理性焦虑

也许你会好奇，焦虑不就是人们与生俱来的一种情绪吗？当我们面对潜在的或真实的压力或危险时，都会产生的情绪反应，如：考试焦虑，工作业绩焦虑，升迁焦虑，面试焦虑等。怎么就变成病了呢？的确，焦虑是人类在与环境作斗争及生存适应的过程中发展起来的基本情绪，是正常情绪的一种。焦虑并不意味着都是有临床意义的病理情绪，绝大多数由一定原因引起的，可以理解的适度焦虑，属于正常焦虑。在压力面前适度的焦虑具有积极意义，如：面临考试时会感到压力，紧张，从而激发个人的内在动力，寻求积极资源，它还可以充分地调动身体各脏器的机能，适度提高大脑的反应速度和警觉性，做好准备，应对困难，问题得以解决。

只有当焦虑情绪的强度，持续时间达到一定程度，影响到正常的工作生活时才成为病理性焦虑。病理性焦虑的持续时间过长，焦虑严重程度与客观事实或处境明显不符，常伴有躯体症状如：心慌，出汗，胸闷气短等，并因此回避诱发焦虑的情景或对象，影响工作生活。例如社交焦虑，几乎所有的人在面对陌生的社交情景时都会感到紧张，但紧张的强度较低，持续时间短，很少伴发躯体反应，并且不会因为紧张而回避社交场合。但上文中提及的王同学几乎对所有的社交情景均感到紧张，尤其在面对熟悉的人时焦虑明显，担心自己会出丑，别人会看出自己的紧张，别人会笑话自己，认为自己非常蠢，感到脸红，心慌出汗，肌肉僵硬，不知所措，从而回避社交场合，工作能力下降，生活质量降低。

病理性焦虑与焦虑障碍

焦虑障碍是以病理性焦虑情绪体验为主要特征的一组常见精神心理疾病，包括急性焦虑发作（惊恐障碍）、社交焦虑、广泛性焦虑、分离焦虑，特定恐怖症等，起病常与心理—社会因素有关，并以性格特征为其发病的基础，患者在发病前常有各种各样的生活或应激事件，在人格上具有一定的易感性，如胆小，敏感，追求完美，易紧张，严谨，刻板等。任何人都不可避免地会有焦虑的时候，竞争的压力随着社会的进步日益加大，焦虑障碍患者也日益增加。如果您出现上述文中描述的病理性焦虑体验，建议您前往专业的精神科门诊就诊，通过系统规范的心理治疗或足量足疗程的药物治疗后，绝大多数的焦虑障碍患者会得到临床康复，恢复往日的愉快心情。

（罗佳）

担心感染，不愿上班，又怕丢了工作，我该咋办？

虽然，我们正在恢复正常的生活工作状态，但和原来的生活相比，还存在一些差异和不便，比如，出门要带口罩、要与人保持距离、不能肆意呼朋唤友吃喝玩乐等等……很多人会很无奈地抱怨：什么时候才到头啊……

如何适应"常态化"

常态化，它意味着可能疫情防控进入到了一个新的阶段。以前，我们可能总抱着 2003 年非典的那样一个感觉，就觉得夏天到了，生活就会逐步恢复正常了，所以我们还有一种非典的那样思维模式。但这一次全球疫情扩散，大家会慢慢认识到新冠肺炎病毒在短期内不会彻底消失。病毒，突如其来地闯入到了我们的生活，不仅仅是我们每个个体，而是全世界人类的生活，它对我们的影响是非常巨大的。但是，疫情防控如果是常态化的，新冠肺炎又不是我们生活的全部，所以我们不能说以后的生活都一直在跟它战斗，就把所有的注意力都聚焦在新冠肺炎疫情上，我们需要从一开始的那种愤怒、焦虑、恐惧等情绪里逐步平静下来，在心理上能够去接受——可能在不确定的一段时间内，我们需要能够接受新冠肺炎疫情，它对我们的生活可能会产生不同程度的影响。

但是，在这样一个情况之下，我们怎么样能够逐步恢复自己正常的生活？就是，我们的生活不只是新冠病毒，还有更多有趣的、幸福的、快乐的事情，还有更多事是我们可以自主掌控的。所以，我们需要慢慢把自己的注意力从疫情方面转移开，在保护好自己的前提下，能够更多地去提高自己生活的主观幸福感。

杞人忧天的心态该如何缓解

【网友寻求帮助贴】：单位要求去上班，可我没有私家车，只能坐地铁，特别担心路上被传染，但又不能辞职丢了工作，所以每天上班时都很痛苦、焦躁……怎么办？

在焦虑门诊，我们会看到很多这样的朋友，他们特别担忧，既担忧自己的生命安全，但又渴望有一个更好的生活。如果不去上班，经济上就会有很大的损失，鱼和熊掌是肯定不能兼得的。那这个时候怎么办？怎样去缓解自己的心态？

我觉得，我们现在都在逐步复工复学，所以要去上班肯定是必须的。那么，我们可以去想一想，去上班坐地铁的路上，到底被传染的概率有多大？我们需要去理性地分析这个事情。比如说，现在北京目前的情况，新增基本为输入性的病例，那么，在市内，你活动其实是非常安全的。我们可以去想，2000万人每天有多少的概率会降到你的身上？我们开车出门有没有可能还会发生其他的一些意外？那以前的时候，我们会不会因为这样的意外就不出门、不上班了？所以，其实这样一个概率事件的几率是一样的。

但是，因为大家现在都聚焦关注新冠肺炎疫情，所以，一些朋友就会犹如惊弓之鸟，这样的心态需要我们能够理性地去分析它，在做好自己的防护的基础上，去尝试耐受一定的不确定性，耐受一定的焦虑和担忧，然后去做自己该做的事情。因为很多焦虑的病人都是"选择性关注"，就是注意力不会去关注其他好的事情或确定的事情，自己可以去掌控的事情，此时，您需要让自己从这样一个漩涡里走出来。

如何权衡利弊调整心态

【网友寻求帮助贴】：已经在家待了好几个月了，房贷、车贷压得我喘不过气来。现在还没上班，一家老小都在等着我养活，急得我一宿一宿睡不着觉……我该怎么办？

首先，你要把自己照顾好，如果说你承担了特别多的压力，让自己整个人的身心都受到了非常严重的困扰，什么事都做不了的时候，此时一定要停下来，看一看自己给自己的那些压力、担忧是不是有点过分了？其他的人是否有可能帮你去分担一些？

其次，感觉到新冠肺炎对自己的经济有非常大的影响。此时，该怎么办？可以去想一想，自己有哪些"外在"的资源和"内在"的资源是可以利用的。比如说，我现在失业了，我的一些朋友、同学、家人，他们可能会给我提供一些什么样的信息或者是什么样的机会资源，那么我自己要主动地去跟他们寻求这样的帮助，就是去示弱、去求助。另外一方面，回到自己"内在"的资源，就是我们每一个人能够成长到现在，你在这个世界上生存，你一定有你的优势、有你的资源、有你自己非常独特的部分，但是往往当我们特别焦虑时，身处在一个危机或者困境时，我们对这部分资源和优势就像盲区一样看不到了。所以，我们需要去看到自己"内在"的资源，然后利用这些资源给自己的生活注入新的希望。

最后，就是说，我现在能做点什么，可以挣点钱？钱，不一定是多，但只要你让自己启动起来，就是我现在可以做点什么能让自己多一些收入，这样的启动复工对你来说是一个重要的里程碑，当你能够去做一点事情的时候，你就会觉得你又找到了对生活的掌控感。

该怎么面对这种"不一样的待遇"

> 得了新冠肺炎治愈出院，亲戚朋友都躲着；千辛万苦从国外回来，邻居避之不及；小区里出现确诊病例，自己明明没事，到了办公室，同事都绕着走……该怎么面对这种"不一样的待遇"？

我在门诊也碰到过从湖北返京的朋友，他们找不到工作，屡屡被拒，一看一听是湖北人，连面试的机会都没有……当事人往往会觉得非常委屈，非常愤怒，自己没有做错什么，凭什么这样来对待我，歧视我？

我非常能够理解他们这样的情绪反应和感受，可能在短期内，当我们出去和其他人接触时，就觉得身上好像贴了一个"标签"，有时甚至会引起一些误解。但从另一个角度来说，我们也需要尝试从他人的角度去理解他们，拒绝并非是拒绝我这个人，而是他内心里有对新冠肺炎的那种恐惧和焦虑，他希望和这个病毒或者和病毒有关的事情保持距离，为什么？因为他内心其实特别恐慌，他有这种无力感，他不知道如何去应对它，去面对它，所以，他们选择的方式是一切和病毒有关事情我都去回避，都去保持距离。此时，就是需要你能够看到自己受委屈了，看到自己有了这样一个"不一样"的待遇，你心里面其实受伤了，就是你要好好的去呵护自己这颗受伤的心，不管别人怎么看，我都觉得我没有问题，我都挺好的。

（刘竞）

疫情下的健康焦虑

在疫情防控期间，北京安定医院也承担着"疫情下的社会心理援助"工作，面向全国开通了两条疫情相关的心理援助热线，为大家排忧解难。作为医院心理热线的一员，每天都能接听到各种各样的求助电话，有分手失恋的，有被网络、电信诈骗的，有寻医问药、咨询挂号的，但更多的是受疫情困扰出现的紧张焦虑、担心自己被传染、担心家里人被传染的……

真实案例：

电话热线中诉说自己现在非常紧张，担心被传染了新冠病毒，进一步的耐心询问后得知求助者未曾去疫区，未曾接触过从疫区来的人，周边及人际关系网中无确诊病例，也未曾去人多聚集的地方，但仍担心自己被感染，称自己干咳 10 天，每天监测体温，近日有轻微上升，最高36.9℃，且感到浑身无力，咳嗽好像更厉害了，目前对自身的健康状况感到十分担忧，害怕有新冠肺炎，继续追问下得知在第 5 天时，患者曾去医院进行核酸检测，结果为阴性，但仍担心会不会检测结果不准，也担心会不会原来没有，去医院核酸检测的时候被传染了，后悔不应该去医院检测，总之所有的担忧和不确定性都胜过了摆在自己面前的那份检测报告。

什么是健康焦虑

健康焦虑是一种连续性的症状谱，从轻微的健康关注到过度的健康担忧，最终发展为严重的疑病症，主要表现为对身体健康的关注和担心。

健康焦虑在普通人群中的发生率达 5%，综合医院中的发生率将近 9%。

健康焦虑的表现都有哪些

健康焦虑的表现主要包括以下四个方面：

1. 高水平的生理唤醒

基因和早年的生活环境会使个体倾向于关注躯体症状，具有较高的身体警觉性，且容易将躯体感觉扩大化。这意味着他们非常容易感知到身体的变化和不适，且倾向于把细微或模糊的躯体感觉扩大为强烈的不适和疼痛。

2. 与健康相关的灾难化认知

健康焦虑的人群倾向于将感知到的躯体不适进行灾难化，将其过度体验为有害和痛苦的，并认为症状是灾难性的。

3. 情绪失调

有关健康/疾病的灾难化认知将会导致紧张焦虑、恐惧、烦躁、悲伤等负面情绪，这些都容易引起和维持生理唤醒和躯体症状。此外，健康焦虑的人群常存在述情障碍，顾名思义就是无法感知和表述自己或他人的情绪，一方面不会感知和表达自身的情绪，另一方面不能理解那些富含情绪的情景和事件，无法辨识出不同的情绪，难以从他人的表情中解读情绪，也无法理解各种情绪的诱因。所以当人们遭受创伤或压力应激事件时，由于缺乏合理的情感表达方式，难以将内心的情绪感受化言语化，那这种负性情绪就会以躯体症状的形式表现出来。

4. 适应不良的行为模式

当人们关注到躯体的变化，开始担心自身健康状况，为了缓解内心的紧张焦虑，为了保证自身的健康，健康焦虑的人们会采取一系列的行为应对方法：对躯体症状的过度关注，反复在综合医院就诊，反复自己检查身体，寻求保证，回避，选择性注意等。

如上文中提及的心理援助热线来电者，称其嗓子痒、干咳，其源头便是对新冠肺炎的恐惧，担心自己存在症状，过度关注咽部感受，继而出现咽部不适、干咳的躯体症状。而躯体不适的感觉将会激活灾难化的思维模式——认为自己被感染新冠肺炎，从而感到焦虑恐惧。当我们处于焦虑恐惧的状态时，交感神经系统被激活，身体处于过度警觉的状态，从而加重咽部不适、干咳等躯体症状，躯体症状又会进一步印证我们的疑病观念，陷入一个恶性循环。

有时，我们的躯体不适症状只是内心的呼喊和求救，是警钟，我们需要去真正理解这些讯号，而不是头痛医头，脚痛医脚，甚至想办法消除掉警钟。我们需要去倾听来自身体的声音，从中获取智慧，看清躯体问题形成的心灵成因，重新认识自己，解决当下的困扰。

如果你总是感到身体不舒服，多次检查身体未见异常，此时你应该停掉所有的身体检查，只需告诉自己"我不需要再去检查我的身体"，然后找一位有治疗健康焦虑经验的精神科医生或心理治疗师，帮你度过难关。

（王宇翔　罗佳）

疫情相关失眠

鼠年开始，新冠肺炎病毒全国蔓延，全民宅家防控肺炎，随之而来的是担心焦虑，惶恐害怕，生活作息也和以前发生了很大改变，很多人或因对疫情应激焦虑、或因生活作息改变，即使休息机会较以往明显增多，反而心烦意乱闹失眠。这里谈谈疫情期间出现的失眠。

什么是失眠

人的一生大约有 1/3 的时间是在睡眠中度过。适当的睡眠是最好的休息，既是维护健康和体力的基础，也是获得高度生产能力的保证。那我们需要多长时间的睡眠呢？其实并没标准答案，睡眠时长和人的饭量一样因人而异，睡眠的好坏不能以睡眠时间长短作为评判标准，而是以睡眠第二天的精力体力是否恢复为标准。

慢性失眠障碍表现有入睡困难（入睡时间 >30 分钟）、睡眠维持障碍（夜间觉醒 ≥2 次、醒后 30 分钟难以入睡）、早醒、睡眠质量下降和总睡眠时间减少，同时伴有日间苦恼或影响社会功能。并且以上情况每周至少发生 3 次，持续至少 3 个月。

所以，偶尔睡不着且对白天没有造成严重影响并不算失眠障碍，也不需要过分紧张。大多数疫情发生之后因为焦虑引起的失眠属于"急性失眠"。

为什么会失眠

失眠是诱发因素、易感因素和维持因素共同作用的结果。诱发因素是指突发事件，如新冠肺炎疫情等。易感因素是指个人自身素质特点使其对诱发因素易感性增加，包括生物、心理和社会因素：如面对疫情居家防护，生活规律突然改变，活动明显减少，生活的变化使我们的身体更加敏感；过度关注负面信息，容易使我们感到忧虑，或引发我们的过度思考；疫情居家期间家庭成员可能作息时间不一致；疫情期间对亲朋好友的问候会进一步提醒引起忧虑等。维持因素是指我们为了应付短暂性失眠，获得更多的睡眠而采用的各种不良应对策略。如为了增加睡眠机会，过早上床酝酿睡意；早上赖床延后起床时间造成生理时钟后移；或者白天补觉导致夜里感觉不到困倦；缺乏运动、白天光照等刺激；在睡眠时间玩手机，吸烟、喝酒使身体处于兴奋状态等。

如何自我调节失眠

通常失眠治疗方法包括：药物治疗和认知行为调整。药物治疗需在专科医生指导下服用。除了药物治疗，国际上首选的失眠治疗方法是认知行为治疗，是可以自己在家进行的方法，下面我们着重介绍居家防护期间可以自己采取的失眠调节策略，如自我调节效果欠佳、失眠引起明显的情绪障碍等，建议转专科医院就诊。

1. 纠正对睡眠的错误认知

★过早上床能增加入睡机会，长时间待在床上至少是休息

过早在床上"迷迷糊糊"并不是真正的睡眠，不能恢复体力、精力，并不是在真正休息，反而因为努力入睡而心烦意乱、苦恼、焦虑，长时间待在床上还容易降低睡眠驱动力，加重失眠。

★最近晚上睡眠不好，白天打盹或多补觉

睡眠驱动力就好比橡皮筋，拉得越长，松开时弹力越大，保持清醒的时间越长，晚上睡眠驱动力就越大，就越容易入睡，睡得更深，所以即使晚上没有睡好，白天也不能补觉，否则会减少晚上的睡眠驱动力，形成恶性循环。

★最近睡觉不好，肯定会对我的健康产生影响，会降低我的抵抗力，容易感染肺炎

睡眠对免疫功能的影响是个长期慢性的过程。仅仅受疫情影响的短期失眠不会这么快对我们的抵抗力造成大的影响，及时调整即可。如果是慢性失眠患者近期加重，则及时寻求专科医生的帮助，便可以更好地恢复。

2. 睡眠卫生知识

★保持规律作息，每天同一时刻起床，一周7天全是如此，避免因居家休息而随意安排作息时间；

★避免白天打盹或小睡；

★规律适当锻炼，但避免睡前3小时剧烈活动；

★避免饮酒、饮浓茶、吸烟、喝咖啡和饮料等含酒精和咖啡因的产品；

★吃好喝好，规律进餐，睡前不要大吃大喝，也不要空腹上床睡眠；

★放下手机，避免不停地刷手机关注疫情消息，铺天盖地的新闻，在短时间内高密度的暴露在我们面前，容易引起焦虑、恐慌、无助、愤怒等心理反应，加上延迟上班与复学的不确定性，很容易越担心越睡不着，越睡不着越容易多想；

★睡前避免做容易引起兴奋的脑力劳动或观看容易引起兴奋的书籍和影视节目；

★创造适宜的睡眠环境；

★把闹钟放到不容易看到或够到的地方，睡不着反复看时间只会更加焦虑。

3. 建立床与睡眠之间的条件反射，达到沾床就睡的效果

不在床上做与睡眠无关的事（如看电视、玩手机、看书等）；不过早上床，只有感觉困倦时，才能上床；睡不着离开床，20 分钟左右睡不着或醒后 20 分钟难以入睡则离开床，做一些放松的事情，再次有困意再回到床上。

4. 限制睡眠时间，增加睡眠动力

固定上床时间和起床时间，如：晚上 11 点上床，早上 6 点起床。无论入睡有多晚，晚上睡眠时间多短，每天固定时间起床，一周七天如此，晨起及白天不补觉。这样可以通过增加白天清醒时间，提高睡眠驱动力。待睡眠改善后可逐渐延长睡眠时间（如提前半小时上床或延后半小时起床），并坚持该作息时间表继续执行，不能补觉。

5. 白天适量活动，睡前放松训练

白天可以在家进行做操等活动，睡前 1 小时可以在昏暗的灯光下进行瑜伽训练或听放松音乐、正念冥想、身体扫描等，

使自己再白天的压力中放松下来。

　　以上自我调节策略不像安眠药起效迅速，甚至刚开始尝试时会使我们的睡眠更糟糕，但坚持下来便会有明显的改善，是一个逐渐改善的过程，祝愿大家疫情居家防护期间拥有良好睡眠。

（刘媛）

情绪调节

被"困"在家的日子，面对焦躁不安的情绪，何去何从？

我们的内心世界就像一望无际的海洋，刮风，下雨，出太阳都可能改变广阔无垠的海面，有时平静如镜，有时滔天巨浪，翻腾肆虐……我们的内心亦是如此。一个前所未有的超长假期，结果却是病毒肆虐，被困在家，父母反复"唠叨"……我们内心的海平面也变得波涛汹涌，或是烦躁易怒或是紧张害怕……所有的这些内心感受都是我们的情绪。当我们的情绪海洋变得波涛汹涌时，我们很难去制止海浪，但可以去学习冲浪——情绪调节。

第一步：观察你的情绪

什么是情绪？情绪是一种我们内心的主观体验，是对正在经历，思考或所做事情的内心反应。喜怒悲恐是人类的四大基本情绪。

情绪调节的第一步是什么？就像学习冲浪一样，首先是观察，我们需要观察此时此刻我们的内心感到什么样的情绪？可以使用什么样的形容词来描述我此刻的内心感受？我很担心？我很害怕？我很愤怒？还是我很难过？

第二步：描绘你的情绪

当观察到你内心的情绪是什么后，请运用你的想象里，为你情绪画一幅画，也许你可以运用黄色的太阳或者冰激凌表达你的开心，可以运用黑色怪兽表达你的恐惧，也可以运用红色火球表达你的愤怒……任何你能想到的都可以，你的情绪你决定。接下来，请找到一个声音或一首歌曲描绘你的情绪？也许是下雨声，也许是咆哮声，也许是一首喜欢的歌……

第三步，积极的自我关怀，增强正面情绪

1. **建立友善的自我对话**

情绪很多时候是和我们的想法有关，而我们的想法对身体和心理都有很强的暗示作用，适当给自己一些积极的心理暗示，可帮助我们更好地调节情绪。

尝试去找到情绪波动时脑海里出现的想法：

我很担心，那我是在担心什么？

我很害怕，我在害怕什么？

我很难过，是因为我想到了……

找到和我们情绪形影不离的内心想法时问一问自己：

我的想法符合现实吗？那些证据支持我的想法？那些证据不支持？

如果是我的朋友有这样的想法，我会和她/他说什么？

妈妈会怎么安慰我？

除了可以这样想？我还可以怎么想？

2. **制作担忧的小盒子**

自己或和家人一起动手做一个小盒子，材质，颜色及形状等都由你自己来决定，小盒子做好后请将你的担忧或烦恼写在纸条上，然后放进小盒子，最后将小盒子放在房间的某个地方，我们可以远远的观察它。

3. 情绪着陆

如果你发现自己极度担心或愤怒，或许你可以观察你所处的环境，有什么颜色的物体？或是什么形状的物体？将注意力带回到当下，聚焦此时此刻。或许你也可以想一个你喜欢的或者喜欢你的人的面容，也可以哼唱你喜欢的歌曲，或者对着镜子给自己一个微笑。

4. 像青蛙一样静坐——腹式呼吸

选择一个感觉舒服的姿势坐下，现在我是一只小青蛙，静静坐着，双眼轻轻闭上，观察自己的呼吸，我们用鼻子吸气，嘴巴呼气，当我吸气的时候，小肚子就变得鼓鼓的，当我呼气的时候，小肚子就像个气球一样瘪下去，吸气，鼓肚子，慢慢的呼出……我们吸入平静和放松，呼出我们的紧张害怕还有生气……

5. 用"爱与慈悲的练习"作为每一天的结束

每天晚上躺在床上后，选一个自己最喜欢的毛绒玩具放在肚子上，观察毛绒玩具随着呼吸的一起一伏而上上下下，一边观察一边对毛绒玩具说"祝你幸福快乐，xxx（毛绒玩具的名字）"，也可以请他们说"祝你幸福快乐，xxx（自己或他人的名字）"。

（罗佳）

缓解压力小方法

压力的定义

我们首先要了解一下压力的定义。当刺激事件打破了原有的平衡和负荷能力，或者超过了个体的能力所及，就会体会到压力。我们可以从以下两个方面去理解压力：

压力是一种主观的感受，是指面对某些事件或环境时在心理上的紧迫感或紧张感；

压力的大小既取决于压力源的大小，又取决于个人身心承受压力的强弱程度。

通俗地讲，压力就是一个人觉得自己无法应对环境要求时产生的负性感受和消极信念。

认识压力与抗压能力评估

每个人的一生发展，在每个阶段都需要应付新的要求。没有压力，就没有成长。压力是无处不在、不可避免，也是必要的。我们要怎么帮助自己和家人减压呢？

首先要正确认识压力。适当的压力可以增加我们学习和工作的效率。同时，如果压力过大则会影响我们的情绪，不但会降低个人学习和工作效率，还会影响人际关系、工作及生活的气氛。人们的压力往往是可以通过他平时的言行和情绪表现出来的。通过日常观察交流，可以把现在状态和过去状态进行比较，就能够明白你现在的压力情况。

其次要评估自身的抗压能力。同一个压力源被不同的人遇到，他们的表现是不同的，有的人抗压能力强，就会将压力转化为动力；有的人抗压能力弱，效率就会变低，甚至因为压力大而崩溃，做出一些偏激的事情，所以平时我们也要对自己现在的状态及抗压能力进行评估。

认识到这些之后，最后就是要去直面压力了。休息的时候，我们要尽量避免谈及产生压力的事，放松心态，周围人最好可以给予恰当的鼓励来培养自信心，让他相信自己有能力去应付这些事。重视做事的过程，平稳心态，尝试体会重在参与的心态，最重要的就是实施具体的减压方法了。

放松减压方法

在这里具体的讲解两种让自己放松下来的方法

1. 听舒缓的音乐

英国某音乐治疗专家曾说："音乐具有唤醒、联系和整合人格的力量"音乐是人类最美好的语言，称为灵魂之语，它能够触及我们的内心深处，使你忘却你的不开心。放松性的轻音乐能使你平静下来，缓解日常生活中的压力，使你从沮丧的心情中重新振作起来。

不管你开车时、工作时甚至是收拾屋子做饭的时候，在一旁放着音乐，都会随时调整你的心情，音乐一直以来都是消除焦虑和忧虑的最为有效、历史最为悠久的方法之一。当然选曲也是一件很重要的事，要选取令人放松的曲子。

2. 腹式呼吸

它的的好处包括：

★增加对大脑和肌肉组织的供氧量。

★刺激副交感神经系统。副交感神经是植物性神经系统的一个分支，它可以促使人身心达到种安静和沉静的状态。

★增强身心一体的感觉。

★更加有效地排泄身体中的毒素。

★提高注意力。

★腹式呼吸本身就能够引发放松反应

腹式呼吸练习方法：取仰卧或舒适的冥想坐姿，放松全身。观察自然呼吸一段时间。右手放在腹部肚脐，左手放在胸部。吸气时，最大限度地向外扩张腹部，胸部保持不动。呼气时，最大限度地向内收缩腹部，胸部保持不动。循环往复，保持每一次呼吸的节奏一致。细心体会腹部的一起一落。

用鼻吸气使腹部隆起后，略停一秒后，经口呼出至腹壁下陷。每分钟大约有五六次即可。一般每日两次，时间可选在上午 10 时和下午 4 时，每次约 10 分钟。腹式呼吸的关键是：无论是吸还是呼都要尽量达到"极限"量，即吸到不能再吸，呼到不能再呼为度。

（郭宇南）

焦虑情绪自测

过去的两周里，你生活中出现以下症状的频率有多少？

请根据你的实际情况，圈出以下题目的相应分数：

题目	完全不会	好几天	超过一周	几乎每天
1：感觉紧张，焦虑或急切	0	1	2	3
2：不能够停止或控制担忧	0	1	2	3
3：对各种各样的事情担忧过多	0	1	2	3
4：很难放松下来	0	1	2	3
5：由于不安而无法静坐	0	1	2	3
6：变得容易烦恼或急躁	0	1	2	3
7：感到似乎将有可怕的事情发生而害怕	0	1	2	3

测试结果分析及建议：

0 – 4 分　　　没有焦虑

5 – 9 分　　　轻度焦虑

10 – 14 分　　中度焦虑

15 – 21 分　　重度焦虑

抑郁情绪自测

过去的两周里，你生活中出现以下症状的频率有多少？
请根据你的实际情况，圈出以下题目的相应分数：

序号	问题	没有	有几天	一半以上时间	几乎每天
1	做事时提不起劲或没有兴趣	0	1	2	3
2	感到心情低落、沮丧或绝望	0	1	2	3
3	入睡困难、睡不安稳或睡眠过多	0	1	2	3
4	感觉疲倦或没有活力	0	1	2	3
5	食欲不振或吃太多	0	1	2	3
6	觉得自己很糟，或觉得自己很失败，或让自己或家人失望	0	1	2	3
7	对事物专注有困难，例如阅读报纸或看电视时不能集中注意力	0	1	2	3
8	动作或说话速度缓慢到别人已经觉察？或正好相反，烦躁或坐立不安、动来动去的情况更胜于平常	0	1	2	3
9	有"活着不如死掉或用某种方式伤害自己"的念头	0	1	2	3

测试结果分析及建议：

分值	严重程度	治疗建议
0~4	没有抑郁	无
5~9	轻度抑郁	观察；心理支持
10~14	中度抑郁	制定治疗计划，考虑咨询和（或）药物治疗
15~19	中重度抑郁	积极药物治疗和（或）心理治疗
20~27	重度抑郁	首先选择药物治疗，若严重损害或对治疗无效，建议精神专科就诊，进行心理治疗和综合治疗

第四部分

实战技术

腹式呼吸技术

呼吸本是人的一种正常的生理现象，但同时呼吸调节又是重要的养生之道。人的一呼一吸承载着生命的能量。在紧张的情况下，通常是浅短、急促的呼吸，每次的换气量非常小，所以造成在正常的呼吸频率下，依然通气不足，体内的二氧化碳累积；加上长时间用脑工作，机体的耗氧量很大，进而造成脑部缺氧。

学会腹式呼吸，能有效增加身体的氧气供给，使血液得到净化，肺部组织也能更加强壮，还可以提高免疫力。这样我们就能更好地抵抗感冒、支气管炎、哮喘和其他呼吸系统疾病；同时由于横膈膜和肋间肌也在呼吸中得到锻炼，我们的活力与耐力也都会相应得到增加，精力也就更充沛了。

如何练习腹式呼吸呢？主要把握三个要点：调身、调息、调心。

首先是调身，调身就是让我们身体处于放松的状态。我们可以是站着的，也可以是坐着的，也可以是卧着的，都可以。一般站着的时候可以把双手交叉放于小腹部，双脚平行踏与地面与肩同宽。当然了，也可以在缓慢走步的时候，散步的时候也可以。腹式呼吸的第一步就是把身体调整好，称为调身。

然后是调息，调息就是让我们呼吸状态有意识地变成腹式呼吸。我们这时候刚开始可以把一只手放在胸部，一只手放在腹部，然后在呼吸的时候感受一下自己下面的这只手随着呼吸而起伏，吸气的时候腹部鼓起，呼气的时候腹部扁下去。

最后是最重要的，称为调心。我们平时呼吸的时候，注意力有时候会被其他事情所牵引走。但是腹式呼吸要取得效果的话，很重要的一点就是把注意力转移到呼吸上来，这时候可以微微地闭上眼睛，然后将呼吸调整到腹式呼吸的状态。注意力转移到呼吸上。随着气流的吸入转移到胸部和腹部，然后再随着气流呼出。就这样，吸气，呼气，吸气，呼气。当我们在腹式呼吸的时候，头脑里面可能会出现这样或者那样的念头，怎么办呢？一定要提醒自己在做腹式呼吸练习，把注意力重新回到呼吸上来，吸气、呼气。无论头脑里面出现什么样的杂念，你只需要观察一下这个念头，然后再次回到呼吸上来。就这样不停地提醒自己，把注意力回到呼吸上来，关注吸气和呼气，这称为调心。调心是腹式呼吸中最重要的，只有真正把注意力集中到呼吸上来，才不至于被其他的杂念给牵引走。有时候我们头脑里面的一些杂念，会把你牵引走，这时候呼吸就会回到了自动的呼吸状态。

如何做坐姿腹式呼吸？

首先找一个凳子或者一把椅子，双脚平行踏与地面，双手放在双膝上，颈部挺直、脊柱挺直，双肩下垂，沉肩坠肘，舌顶上腭，微闭双目，让自己处于一种放松的状态，这是调身。

然后就是调息，调息就是让我们做到腹式呼吸，也就是呼吸的时候，腹部随着吸气而鼓起，呼气而落下，这是调息。

然后是调心，调心就是让注意力始终跟随着呼吸，这时候可以闭上眼睛，吸气、呼气、吸气、呼气。

如何做卧式腹式呼吸？

平躺在瑜伽垫上、沙发上或者床上，双脚仍然是平行与肩同宽，双手可以是放在身体的两侧，或者放在腹部，最好这时候可以把腰带松开。或者穿一些宽松的衣服，这时候我们的呼吸一般来讲都是腹式呼吸的。但是我们这时候更要强调，吸气的时候腹部鼓起，呼气的时候，腹部扁下去，而且我们注意力始终跟随着气流，或者注意力放在腹部跟随着腹部的起伏，吸气腹部鼓起，呼气腹部扁下去，吸气，腹部鼓起，呼气、腹部扁下去，注意力一直跟随着气流而动。

渐进性肌肉放松训练法

渐进性肌肉放松训练法（PMR）由杰克伯逊设计，是一种逐渐的、有序的、使肌肉先紧张后放松的方法，可以有效放松身体肌肉、减缓呼吸、减慢脉搏、降低血压，并降低中枢神经系统的兴奋，以达到身心放松的目的。

在日常生活中，当人们心情紧张时，不仅"情绪"上紧张、恐惧、害怕，而且全身肌肉也会变得沉重僵硬；但当紧张情绪松弛后，沉重僵硬的肌肉也可通过其他各种形式松弛下来（如睡眠、按摩等）。基于以上原理，渐进性肌肉放松训练法就是训练个体能随意放松全身肌肉，以达到随意控制全身肌肉的紧张程度，保持心情平静，缓解紧张、恐惧、焦虑等负性情绪的目的。渐进性肌肉放松法尤其对入睡困难者和睡眠中醒来次数频繁者有很大的帮助，这类人需要勤加练习。

首先请换上宽松的衣服，在安静的房间找一张有舒服椅背的椅子，以最自然的姿势落座。将上半身的重量都置于臀部，两脚的重量平均置于脚掌上，两手自然摆放在大腿上，然后轻闭双眼，开始进行"肌肉放松十大动作"。

引导语：
"坐好，尽可能使自己舒适，尽最大可能让您自己放松……现在，首先握紧双手，把双手拳头逐渐握紧，在您这样做时，您要体会紧张的感觉，继续握紧拳头，并体会双手的紧张。现在，放松……让您手指放松，看看您此时的感觉如何……现在，您自己试试全部再放松一遍。……再来一遍，把双拳握起来……保持握紧，再次体会紧张感觉……现在，放松，把您的手指伸开，您再次注意体会其中的不同……。"以同样的方法用于放松双臂，接着放松面肌、颈、肩和上背部，然后胸、胃和下背部，再放松臂、股和小腿，最后身体完全放松。

放松训练的步骤：

放松过程主要将身体肌肉分成四大区域：①手掌、手腕、手臂的肌肉；②脸、颈、肩部的肌肉；③胸、腹、背部的肌肉；④大腿、膝盖、小腿和脚等部位的肌肉。

1. 双手紧握成拳，感受整个手掌充满紧绷的感觉，接着再慢慢放松，并轻松将手放在腿上，然后感受肌肉的放松。

2. 将双手抬到水平位置，用力将手掌做出推东西的动作，将手指指向头部，感受前臂的紧绷，再把两手慢慢放回大腿上，然后感受肌肉放松情形。

3. 将双手手掌贴近耳朵，手肘向内靠近，感受上臂的紧绷，接着再把两手慢慢放回大腿上，然后感受肌肉的放松。

4. 用力将肩膀抬起做出耸肩的动作，想象肩膀靠近耳朵，感受整个肩膀充满紧绷的感觉，再慢慢放下，释放肩膀所有紧绷。

5. 把额头、眉头往中间拉紧，然后绷紧脸颊、嘴巴，想像整个脸是个包子，紧绷脸部肌肉，然后再逐渐放松。

6. 用力将胸膛向上挺出来，两边肩膀向后夹紧，把背部向中间拱起，感受背部的紧绷，再慢慢放松。此步骤放松时要恢复原来坐姿。

7. 做一个深深的呼吸，闭气十秒后，感受身体充满空气的不舒服紧张感，再放松恢复自然呼吸。

8. 用力收紧腹部的肌肉，感受腹部相当紧绷，再慢慢放松。

9. 将两脚抬到水平位置，脚尖向下压，拉紧大腿的肌肉，然后逐渐放松。

10. 将脚尖向内勾，拉紧小腿的肌肉，再逐渐放松。

十个动作结束后，持续让整个身体处在放松的状态，约十分钟。

想象放松法

想象放松法是通过想象某一种让人身心得以放松的情景，使人好似身临其境，进而身心得以放松。

例如，可以想象以下的情景，更好的方法是先自己或请别人用放松的语言朗读出来然后录音下来，作为指导语，当你需要放松的时候，可以用 mp3 放出来，这样，效果会更好。

当你遇到紧张和烦恼时，适当使用想象放松法，会使你得到一定的帮助，效果的大小因人而异，主要取决于是否能够掌握要领，要领主要有两个：一是在整个放松过程中，要始终保持深慢而均匀的呼吸；二是要真能体验到随着想象有股暖流在身体内流动。显然，要想掌握好这两条要领，必须要经过多次的练习和反复认真的体会，下面就请随着指导语的声音缓慢地、有节奏地做放松运动。

指导语：

周围的环境很安静，四肢伸展而舒适，闭上眼睛，深慢而均匀地呼吸。

我仰卧在水清沙白的海滩上，沙子细而柔软。我躺在温暖的沙滩上，感到非常舒服，我能感受到阳光的温暖，耳边能听到海浪拍岸声音，我感到温暖而舒适。微风吹来，使我有说不出来的舒畅感觉。微风带走我所有的思想，只剩下一片全黄的阳光。海浪不停地拍打海岸，思绪也随着它的节奏飘荡，涌上来又退下去。温暖的海风轻轻吹来，又悄然离去，它带走了心中的思绪。我只感到细沙的柔软、阳光的温暖、海风的轻缓，只有蓝色的天空和蓝色的大海笼罩我的心。温暖的阳光照着我的全身，我的全身都感到暖洋洋。阳光照着我的头，我的头可感到温暖和沉重。

轻松的暖流，流进了我的右肩，我的右肩感到温暖和沉重。我的呼吸越来越慢、越来越深。轻松的暖流，流进了我的右手，我的右手感到温暖和沉重。我的呼吸越来越慢、越来越深。轻松的暖流，又流回我的右臂，我的右臂感到温暖和沉重。暖流流进了我的整个后背，我的后背感到温暖和沉重，轻松的暖流，从后背又转到脖子，我的脖子感到温暖和沉重。

我的呼吸越来越慢、越来越深。轻松的暖流，流进我的左肩，我的左肩感到温暖和沉重。我的呼吸越来越慢、越来越深。轻松的暖流，流进了我的左手，我的左手感到温暖和沉重。我的呼吸越来越慢、越来越深。轻松的暖流，又流回我的左臂，我的左臂感到温暖和沉重。

我的呼吸越来越慢、越来越轻松。我的心跳也越来越慢，越来越有力。轻松暖流，流进了我的右腿，感到温暖和沉重。我的呼吸越来越慢、越来越深。轻松暖流流进了我的右脚，我的右脚感到温暖和沉重。我的呼吸越来越慢、越来越深。轻松的暖流又流回到了我的右腿，我的右腿感到温暖和沉重。

我的呼吸越来越慢、越来越轻松。我的心跳也越来越慢，越来越有力。轻松暖流，流进了我的左腿，感到温暖和沉重。我的呼吸越来越慢、越来越深。轻松暖流流进了我的左脚，我的左脚感到温暖和沉重。我的呼吸越来越慢、越来越深。轻松的暖流又流回到了我的左腿，我的左腿感到温暖和沉重。

我的呼吸越来越深，越来越轻松。我的心跳也越来越慢，越来越有力。轻松的暖流流进了我的腹部，我的腹部感到温暖和轻松，轻松的暖流又流到了我的胃部，我的胃部感到温暖和轻松，轻松的暖流最后流到我的心脏，我的心脏感到温暖和轻松。心脏又把暖流送到了全身，我的全身感到温暖和轻松，我的呼吸越来越深，越来越轻松，我的整个身体都已经变得非常平静。我的心安静极了，已经感觉不到周围的一切，四周好像没有任何东西，我安然躺卧在大自然中；非常地放松，十分地自在。

这其实是利用类似催眠的心理暗示的方法，使人随着语言的暗示而进入情景的想象当中，使身心得以放松。

安全岛技术

人在遭遇了危机事件后，情绪上会有剧烈的波动起伏，通过想象安全岛，可以重建内心的安全感，并调节改善情绪。因此，想象的画面并不重要，想象中的体验才是最重要的。安全岛最重要的工作就是强化这种体验。

具体的引导词可参考如下：

现在，请你在内心世界里找一找，有没有一个安全的地方，可以让你感受到绝对的安全和舒适。它可能存在于你的想象世界里，也可能就在你的附近，无论它在这个世界或者这个宇宙的什么地方……

你可以给这个地方设置一个界限，这里只属于你一个人，没有你的允许，谁也不能进来。如果你觉得孤单，可以带上友善的、可爱的东西来陪伴你、帮助你，但真实的人不能被带到这里来……

别着急，慢慢考虑，找一找这么个神奇、安全、惬意的地方，直到这个安全岛慢慢在自己的内心清晰、明确起来……

或许你看见某个画面，或许你感觉到了什么，或许你首先只是在想着这么一个地方。

让它出现，无论出现的是什么，就是它啦……

如果在你寻找安全岛的过程中，出现了不舒服的画面或者感受，别太大意这些，而是告诉自己，现在你只是想发现好的、愉快的画面——处理不舒服的感受可以等到下次再说。现在，你只是想找一个只有美好的、使你感到舒服的、有利于你恢复心情的地方……

你可以肯定，肯定有一个地方，你只要需要花一点时间、有一点耐心……

有时候，要找一个这样的安全岛还有些困难，因为还缺少一些有用的东西。但你要知道，为找到和装备你内心的安全岛，你可以利用你想的到的器具，比如交通工具、日用工具、各种材料，当然还有魔力、一切有用的东西……

你可以通过多次提问，让自己内心的画面更加清晰起来：你的眼睛所看见的，让你感到舒服吗？如果是，就留在那里；如果不是，就变换一下，直到你的眼睛真的觉得很舒服为止……

气温是不是很适宜？如果是，那就这样；如果不是，就调整一下气温，直到你真的觉得很舒服为止……

你能不能闻到什么气味？舒服吗？如果是，就保留原样；如果不是，就变换一下，真到你真的觉得很舒服为止……

环顾一下左右，看看这个安全岛是否真的让你感到完全放松、绝对安全、非常惬意。请你用心检查一下……

如果有哪里让你不舒服的话，你可以利用各种手段对其作出调整……看看这里是否还需要添加什么东西，才会让你感觉非常安全和舒适……

把你的小岛装备好了以后，请你仔细体会，你的身体在这样一个安全的地方，都有哪些感受？你看见了什么？你听见了什么？你闻见了什么？你的皮肤感觉到了什么？你的肌肉有什么感觉？呼吸怎么样？腹部感觉怎么样？

请您尽量仔细地体会现在的感受，这样你就知道，到这个地方的感受是什么样的……

如果你在这个小岛上感到绝对的安全，就请你用自己的躯体设计一个特殊的姿势或动作。以后，只要你一摆出这个姿势或者一做这个动作，它就能帮你在想象中迅速地回到这个地方来，并且让你感觉到舒服。你可以握拳，或者把手摊开。这个动作可以设计成别人一看就明白的样子，也可以设计成只有你自己才明白的样子。

请你带着这个姿势或者动作，全身心地体会一下，在这个安全岛的感受有多好⋯⋯

撤掉你的这个动作，回到这个房间里来。

如果有愿意搭档的朋友或伙伴，你们可以相互帮助，帮助对方构建自己的安全岛。你也可以请自己的好朋友父母等可靠的人读引导语来帮助你构建自己的安全岛，也可以将这样的引导语用录音机之类的设备录制下来，然后放给自己听。如果你很认真、明确地完成了自己内在安全岛的构建，就可以在自己情绪状况不好的时候加以使用了。比如，当你很伤心、难过、愤怒、焦躁时，可以让自己进入内在的安全岛，从而重新获得愉悦、平静的心情。

着陆技术

着陆技术会帮助我们将注意力从正在经历的事情中转移出来，并重新关注当前时刻发生的事情。通常使用五种感官的活动——视觉、声音、触觉、气味和味道，通过与外界环境建立现实的物理链接恢复稳定和安全感。以下是常见的几种方式，需要说明的是，着陆技术非常个人化，对一个人可能有用的方法可能会引起另一个人的焦虑或闪回，在确定哪种技术最适合自己之前，可能要进行一些试验。

视觉

盘点一下你周围的所有事物，例如您看到的所有颜色和样式。

数一数你周围的家具有几件，分别是什么。

播放你喜欢的电影或电视节目。

完成填字游戏，数独，单词搜索或其他难题。

读一本书或杂志。

声音

打开收音机或播放你喜欢的歌曲。

大声说出你所看到，听到的或正在思考或正在做的事情。

放一些大自然的声音，例如鸟鸣或海浪撞击。

大声朗读，无论是最喜欢的读物，朋友圈文章还是最新小说。

触摸

握住一个冰块，使其融化在你的手中。

把手放在水流中，关注指尖、手掌和手背上的温度。

洗个冷或热水澡。

拿起或触摸身边的物品，关注它的硬度，轻重，纹理，颜色。

用手感受身边地毯或家具的质地。

按摩你的太阳穴。

如果你有狗或猫，请拥抱并抚摸它。

气味

强烈的薄荷味，具有舒缓情绪的作用。

点燃香薰蜡烛或融化香薰蜡。

买一些能够让你闻到后就想起美好时光的精油（例如大海的咸鲜、草地的清新或甜甜的花香）。

味道

随便吃点零食，让自己充分品尝每一口。

感受柠檬或酸橙带来味觉上的跳动。

尝一口胡椒粉或热辣酱。

让一块巧克力在你的嘴中融化，注意它流连于舌尖的味道。

其他

在日记中写下你当下的感觉，或者在便利贴上随手表达一些随感。

给你关心的人写一封信或卡片。

伸展手臂、脖子和腿，拉伸不同的肌肉群。

转到另一个房间或换个环境。

专心于自己的脚步，甚至可以数数。

在手腕上拉动橡皮筋增加自己的现实感。

从 5 开始倒数，列出感官活动涉及的周围的事物。例如，列出你听到的五种声音，看到的四种事物，能摸到的三个物品，闻到的两种气味，最后品尝一种食物。

正　念

正念一词最早来源于佛教，在上世纪 80 年代被引入心理学领域。正念被认为是一种觉察的方式，它需要我们有意的。对此时此刻发生的事情进行觉察，不进行任何评价。正念可以帮助我们在繁杂的日常生活中获得暂时的安宁，分享给大家三种常用的方式。

三分钟呼吸空间

特别适合在办公的间歇静下心来练习。

无论是站着还是坐着，请你选择舒适的方式，挺拔但不僵硬，肩膀下垂放松，留心此刻并体会庄严和清醒觉察的感觉。选择调整身体姿势的动作就是选择离开自动导航的信号，如果觉得适合的话，可以轻轻闭上眼睛，或者让目光下垂，放松眼神，看着前方的地面。

当准备好的时候，可以开始呼吸空间的第一步，看看此刻身心的状态，检查一下自己内心，此时此刻头脑中有什么想法。

有意识地认识到想法只是此刻心的活动，如果愿意的话，可以在心中描绘此刻心中的想法，例如，我正在担心不能完成我的工作。

也留意此刻有什么情绪或者感受，甚至可以温柔但有意识地面向不太舒服的情绪和感受，而不企图去改变任何经验，只是对此刻存在的经验敞开，去留意到此刻原来是这样子的。此刻有什么身体感觉呢？也许可以快速的扫描一下全身，觉察一下有没有什么绷紧的地方……

当有意识的感觉到此刻时，你已经离开了自动导航，现在可以进入呼吸空间的第二步，将你的注意力收集起来，注意呼吸时小腹部收起的感觉，也许可以觉察到吸气时小腹部微微鼓起，呼气时微微下沉。

留意整个吸气过程身体的变化和整个呼气时身体的感觉，如果分心了，可以利用呼吸作为此刻的锚索，友善温柔而坚定的将注意力带回呼吸上就可以。

现在进入呼吸空间的第三步，将注意力从呼吸扩展到身体，就像全身都在呼吸一样。觉察身体的姿势，面部表情，皮肤表面和身体内部的感觉。如果觉察到任何的不舒服紧张或者抗拒的话，可以选择在每次呼吸的时候让吸进的空气去陪伴这些感觉，然后呼气的时候感觉有什么变化，也许你会留意到呼气时感到软化放开。

现在用觉察把整个身体抱持在其中，你可以把此刻更旷阔的觉察带到接下来一个又一个的片刻。

正念进食

现在可以搜索你身边的零食或一个食物，把它拿在手里。让我们好奇地观察它。将自己想象成一个初生的婴儿。你从来没有见过它。

仔细观察它的外表。它是什么形状的？表面有没有缺口？表面有什么纹路？

然后，尝试捏一捏它，感受它带来的触感。

现在，把它含在嘴里，让它呆在你的舌头上，不要吞下去。仔细品味它的味道。味道是不是有逐渐变得浓郁？它只是有甜甜的味道吗？还有其他什么味道？

好了，把它吃到肚子里吧。

现在，慢慢的闭上眼睛。

正念冥想

正念冥想是一种结合佛教修行与心理治疗的实践技术，是一种有目的、不评判地将注意力集中于此时此刻的方法，它强调对当下的关注、觉察与接纳。研究表明，正念冥想能够有效地缓解痛苦，释放压力，使人变得平和。

选择一个不会让你分心的房间。最好选择房间的一个特定角落。不要受到其他事物的影响，如电视机或窗户。如果可能，尽量去面对一堵空白的墙。以舒适的方法坐着。这样能够使你专注于你的呼吸，而不是某些令你身体不适的感觉。你可以坐在地板、坐垫或有靠背的椅子上，确保你的椅子不会摆动。为了让呼吸更容易，当你冥想时尽量坐直。将手放在大腿上，朝下。保持你的眼睛稍微打开，注视着眼前的墙壁或地板，确保你的臀部比膝盖高。当你坐好后，花点时间专注于当下的自己或周围的环境，注意你的姿势、你的身体和周围环境。你的头脑可能会分心想别的事情，当这种情况发生时，轻轻地把你的想法带回到你的身体和周围环境。当你开始专注于现在后，将注意力转向呼吸，开始感受你的呼吸。重复多次呼吸，让你开始感到情绪平静下来。经过几分钟的呼吸后，可能你大脑中会出现其他想法。不要判断或分析你的想法，让它们自然进入，自然的流走。

积极联想

主动进入冥想状况，去联想一些积极的、放松的场景，有利于改善我们的心态，甚至被证明能提高免疫力。每天花10 – 15 分钟进行 1 – 2 次积极联想，能起到比较好的作用。

我们可以回忆自己生活中欢乐美好的时光、想象世界上宁静美丽的风景，将这些积极的内容和自己联系在一起，认识到未来仍然饱含着希望。可以想象森林、溪流等生机勃勃的场景，仿佛逐渐洗刷自己的身心，驱散内心可能的阴影，让阳光普照大地。我们可以利用自己的想象，把自己带到一个遥远的地方，在脑海中创造出一个美丽轻松的地方，然后到那里真正地体验一下。每一种口味、气味、声音和景象都应该嵌入你的大脑。如果您真的相信自己身临其境，那个地方就可以成为你的世外桃源。你可以将其塑造成记忆，每当你感到有压力，就可以把自己送过去，无论发生什么，你都可以给自己注入一剂积极的正能量。

消除焦虑预期

焦虑预期通常是由那些保持不确定和恐惧的感觉中的偏差组成的，它们是：

★高估坏事可能发生的概率

★当坏事发生时高估其严重程度

★当最坏的事情发生时，低估个人的处理能力

★低估外界的力量

总之，这些想法上的偏差构成了恐惧的成分。带给人们强烈的感觉，认为自己处于各种危险——失败的危险，被抛弃的危险，失去控制的危险，以及犯傻的危险，简而言之，破坏生活规则的危险——之中。因此，正如任何一个面对威胁的常人一样，我们习惯于采取预防措施保护自己，阻止最坏的事情发生。不幸的是，所采取的预防措施并不能改善情况，反而会使我们无法真正发现焦虑预期是否有正确的依据，进入恶性循环。

为了对我们惧怕的情境中可能会发生什么有一个更加客观的看法，需要做的是：第一，认识到当我们变得焦虑时，所预期的是什么；第二，认识到为了阻止预期实现，我们通常所采取的预防措施是什么。这意味着要学会，一旦焦虑或恐惧发生时，如何识别它们，注意到自己想的是什么，以及辨认出自己保护自己的措施是什么。这些信息将提供改变自己的基础——重新考虑你的预期，并通过不采取任何不必要的预防措施做自

己害怕的事来验证这些预期的真实性。

下面，展示的是一页空白的记录纸，我们可以用来记录自己的焦虑预期和为避免灾祸而采取的步骤（"预期和预防措施记录纸"）。另附一个"小明"所面临难题的例子，通过它可以了解自己的目标是什么（见表4.1 – 表4.2）。

记录涉及步骤如下：

1. 日期和时间

记下在什么时候感到焦虑，该信息可以帮助识别出每天焦虑的时间模式。

2. 情境

当开始感到焦虑的时候，正在发生什么？我们在干什么？和谁在一起？

3. 情绪体验

焦虑水平的变化是一个信号，告诉我们正在做出焦虑预期。这时注意感受到的情绪，是恐惧？害怕？焦虑？还是恐怖？还要注意其他的情绪——例如，感到压力，担心，为难，易激怒或不耐烦。根据其强烈程度，从0 – 100评价每一种情绪。100意味着这种情绪极为强烈。

4. 身体感受

焦虑通常伴随着一系列的身体感受，这些感受对于不同的人是不一样的。它们通过我们平常用来描述焦虑的说法而反映出来："紧张的"，"像树叶一样摇晃"，"急躁的"，"脸色像纸一样苍白"，"害怕得只想呕吐"，等等。

表 4.1　预期和预防措施记录纸

日期/时间	情境： 当你开始觉得恐惧时，你在干什么？	情绪和身体的感觉： （例如：焦虑，恐惧，紧张，心跳加速）从 0 - 100 来评估它们的强度	焦虑预期： 当你开始感到焦虑时，你脑子里想到的是什么？（例如书面表达出来的想法，想象等），从 0 - 100% 来评估对它们的相信程度	预防措施： 为阻止你的预期变成现实，你采取了什么措施？（例如，避开该情境，寻求安全的行为等）

表 4.2　预期和预防措施记录纸：小明的例子

日期/时间	情境： 当你开始觉得恐惧时，你在干什么？	情绪和身体的感觉：	焦虑预期：	预防措施：

1999 年 6 月 2 日	为小亮购买午餐三明治，他忘了还我钱	焦虑 85 尴尬 80 心跳加速 90 出汗 70 发热 90	如果我找他要钱，他会觉得我很吝啬，90% 这会永远破坏我们的关系，80% 我不得不再找一份工作，70% 我找不到工作，70% 我会呆在家中，身无分文，70%	尽量躲开他 如果我真的找他要钱，我会： 非常抱歉 不直视他 压低声音 告诉他其实没有关系 尽快做完这件事 然后跑掉

对于使人感到焦虑的情境，建立一个更有帮助的、更加现实的观点的最好办法是：回过头来，对我们的预期提出疑问，不要把它们当作事实来接受。使用表 4.3 和表 4.4 所总结出来的问题，可以促使我们发现更有帮助、更加现实的观点，剔除那些想法中的偏差——正是它们使人感到焦虑。每当我们发现一个对焦虑预期的解释或者替代想法，就把它写下来，并根据相信程度从 0 到 100% 来评价它。可能在当时我们并不完全相信自己的替代想法，但是至少应该准备承认：它们从理论上讲可能是真的。一旦得到机会在现实中验证它们，我们可能会发现自己对它们的信任度会有所提高。

表4.3　帮助找到焦虑预期的替代想法的关键问题

➢ 支持我的预期的证据是什么?

➢ 与我的预期不一致的证据是什么?

➢ 有什么其他可替代的观点吗? 有什么证据支持它们?

➢ 可能发生的最坏的事情是什么?

➢ 可能发生的最好的事情是什么?

➢ 现实地说,最可能发生的是什么?

➢ 如果最坏的事情发生了,我能够做什么?

表4.4　验证焦虑预期记录纸:小明

日期/时间	情境:	情绪和身体感觉:按0－100来评估强度	焦虑预期:按0－100%来评估对它们的相信程度	替代的想法:使用关键问题来找出对情境的其他看法,按0－100%来评价对它们的相信程度。	实验:如果你不采取经常采用的预防措施,你做了什么?结果怎样?
1999年2月20日	为小亮购买午餐三明治,他忘了还我钱	焦虑95 尴尬95 心跳加速95 感觉发热100	他会冲我吼叫90% 他会觉得我很吝啬,90% 这会永远破坏我们的关系,80% 我不得不再找一份工作,80% 我找不到工作,70%	没有证据表明他会这么做,据我了解,他不是那种人100% 他可能会有点生气,但会过去的,两分钟后他就会把这件事忘了95% 即使他真的那么做,所有的人也都会支持	找他要钱,不道歉,也不说没有关系,要有礼貌,愉快点,但要坚定,慢慢来。 他立刻就把钱还我了! 他说他很抱歉,他只是忘了,后来,没有迹象表

142

			我，如果是别人，我也会这么做，我认为他们有权要回属于他们的东西，100% 可能我也有这个权利30% 即使我真的失去了这份工作，我也是一个很好的发型师，完全可以找到另外一份工作60% 我可能小题大做50%	明他想到了别的什么。我发现如果我真的冒险，我就会得到我想要的，即使我确实感到紧张
		我会呆在家中，身无分文，70%		

　　找到焦虑预期的替代想法本身就很有帮助。我们慢慢可以发现，随着所关注的目标逐渐清晰，开始对破坏自己的准则所导致的灾难性后果不那么害怕了。然而，对自己的想法提出质疑本身并不足以使我们相信事情不像看起来那么糟，这时候就需要采取不同的行动，通过直接经历来了解真正的事情是什么。尝试采用新的行为方式可以使我们获得具体的经历，这些经历与原来的预期相反并支持新的观点，焦虑预期也就会随之逐渐消除。

音乐疗法

每个人使用音乐都有自己的习惯，用自己的音乐更能帮助自己改善当下的状态。

选择音乐：在自己的音乐库中寻找能够帮助自己的音乐，放下对音乐的评价，以开放的、好奇的态度聆听音乐，找到一首可以帮助自己的音乐。

聆听音乐：打开耳朵和心灵倾听音乐，在音乐的节奏、旋律、音色等元素中感受音乐带给自己的影响。

音乐结束后再次感受自己此刻的情绪状态和身体状态，看是否得到了改善？

大家可以根据表4.5的内容寻找自我照顾的音乐，并为之分类，这样可以随时用音乐来照顾自己。快来制作自己的歌单吧！

表4.5 音乐清单

身体	当你身体精疲力竭的时候，能赋予你精力的音乐 当你需要平静下来的时候，能让你身体放松的音乐：
心灵	当你过度着急的时候，能清空你精神压力的音乐： 能激励你去思考积极想法的音乐：
感觉	总是能将你的情绪从负面转为积极的音乐： 能帮助你表达或宣泄情绪的音乐：
关系	能让你想起你所爱的人的音乐： 让你感到你并不孤单或让你感受到被理解的音乐：

运用摄影增加趣味

摄影可以增加生活趣味。拍照需要一定程度的集中注意力和对直接环境的评价。通常，摄影师会在环境中寻找美、意义或价值。这样做，我们可以看到和注意到日常生活中通常看不到的独特和积极的特征。

练习方法：

第一步：拍照

把你的日常生活拍下来，主要集中在那些能带来积极感觉的事情上：

这一周，试着给你的日常生活拍照。更具体地说，拍一些积极的东西。比如一杯咖啡，美丽的天空或者一次愉快的谈话。尽量使你的照片美丽，有创意和有意义。不要匆忙地做这个练习，而是要积极感受一点一滴，尽可能拍出最好的照片。"

设定合理的照片数量。这个非活动应该在日常生活中引起人们对美的关注，而不是要求过度的紧张或成为一种令人畏惧的苦差事。

第二步：反馈

一周后，看看你最喜欢的照片，反思一下这些照片对你来说意味着什么。可以回答以下问题：

对于这个练习，你的感受是什么？

拍摄到让你满意的照片过程如何（例如，困难，容易，方便/不方便）？

你在拍照的时候有什么感觉？

当你看这些照片的时候，你有什么感受？

有没有可能在你的照片中发现一个潜在的、普遍的主题，它似乎对你的幸福做出了积极的贡献？

你和别人分享照片了吗？如果是这样，情况如何？其他人的反应如何？

你能从这次经历中学到什么？

三件好事

三件好事练习，也被称为"三个祝福"，可以说是最著名的积极心理学干预之一。在这个练习中，你将记住并列出你一天中发生的三件积极的事情，反思是什么导致了它们。这样做，你就会调入生命中的善源。希望你能记住那些本来会被忽视的事件。它是一种习惯，可以改变你生活的情绪基调，增加你对生活的整体感恩。

简易版本：

每晚睡觉前：

①想想今天发生的三件好事。

②把它们写下来。

③反思为什么会发生。

拓展版本：

每天写下三件对你来说好的事情，保持至少一个星期时间。同时，解释一下为什么它们很好，

最好能够实体的记录下来。事情的重要性可以相对较小（"我和我的朋友聊得很愉快"），也可以相对较大（"我获得了一个职位提升"）。

在你清单上的每一个积极的事件之后，用你自己的话回答这个问题："为什么会有这样的好事发生?"例如，为什么你

能够和朋友愉快的聊天，因为你首先联系了这个朋友。

当你记录时，可以根据以下方式：

①给活动起个标题（例如，"同事因为我做的一个项目称赞了我"）

②尽可能详细地写下所发生的事情，包括你做了什么或说了什么，如果涉及其他人，包括他们做了什么或说了什么。

③包括这件事在当时给你的感觉，以及这件事之后给你的感觉（包括现在你的感受）。

④解释你认为是什么导致了这个事件——为什么它会发生。你也可以专注于你做了什么让这件好事发生。

使用任何你喜欢的写作风格，不要担心语言是否优美，是否有文采，你想要怎样写就怎样写。

最好的自我

最好的自我（BPS）锻炼可以用来改变心态和增加乐观。BPS 练习要求人们想象自己在一个想象的未来，在这个未来里，所有的事情都以最理想的方式发生。

练习方法：

设置一个 10 分钟的计时器或秒表。在这段时间里，你要想想自己最好的未来，并把它写在纸上。想象你的生活就像你一直梦想的那样。想象一下，你已经发挥了自己最大的能力，你已经实现了生活中所有你想要的东西。写作时，不要担心表达和标点符号。只要专注于写下你所有的想法和情绪。

写作后的反馈：

在完成最初的练习后，反思一下你的感受。回答以下问题：

这个练习产生了什么效果？

这个练习如何影响你的情绪？

你能从这个练习中学到什么？

这个练习是否激励或启发了你？如果是这样，改变了什么？

生物反馈疗法

生物反馈治疗是生物反馈原理在临床工作中的应用，是众多心理治疗的方法之一。生物反馈是利用仪器将与心理、生理活动过程有关的体内信息（如肌电活动、皮肤温度、心率、血压、脑电波等）加以处理，以视觉或听觉的方式显示于人（即信息反馈），训练人们通过对这些信息的认识，学会有意识地控制自身的心理生理活动，以达到调整机体功能、防病治病的目的。简而言之，生物反馈就是利用仪器了解与自身生理心理有关的信息过程，并且学会随意控制和改变这些过程。

治疗前，治疗师与被治疗者都要相互信任，消除误解，形成对生物反馈治疗的共识，建立良好的治疗关系。接受生物反馈者要解除身心约束、排空大小便、妥善处理好随身物品。治疗中，被治疗者身体放松，呼吸平缓，精神集中，杂念减少，彻底进入全身心的休息状态。治疗结束后，治疗师要与被治疗者讨论治疗体验，肯定成绩，鼓励其在日后的训练中不断进步。

其他小技术

自我在场

让自己从事情中退出来，让感觉回到身体，比如此时我们在什么样子的空间中，周围的环境如何，我们在环境中的身体形象。脚扎实踩在地上，小腿和大腿是怎么样的姿势存在，注意自己腰部的整个状态，注意胸腹部和背部的感觉，注意头部和面部的感觉，注意两肩膀到手臂和手掌的状态，注意自己的吸气和呼气。使用这样的步骤让自己从外在的信息中抽离出来。

整理空间技术

针对压力比较大的群体，可以采用拿笔记录的方式。问对方最近工作有多少，来整理一下，最近最有压力的事情是什么，第二有压力有事情是什么，第三有压力的事情等（不需要展开事件和感受，只是记下事情）。对于描写的事情按重要性排序，再做打包，将每件事情具象化（例如，某件事情像一团火，我们把它放到一个安全的容器里。某件事情像……，我们把它放到……）。

身体容器

使用双手来接触我们的身体，把注意力转移到当下来，身体一个很重要的部位就是膝盖，也让我们的双手去接触膝盖，然后探索这种感觉。也许原先你一直沉浸在自己的表象世界中，很难抽离出来，被情绪和情感所淹没了，而这些现实的知觉对象能够把我们拉到当前的环境中。

抑郁症的运动干预

抑郁症的定义

抑郁症又称抑郁障碍，以显著而持久的心境低落为主要临床特征，是心境障碍的主要类型。迄今，抑郁症的病因并不非常清楚，但可以肯定的是，生物、心理与社会环境诸多方面因素参与了抑郁症的发病过程。生物学因素主要涉及遗传、神经生化、神经内分泌、神经再生等方面；与抑郁症关系密切的心理学易患素质是病前性格特征，如抑郁气质。

抑郁症运动干预的契合点

体育运动不仅可以健身强体，还具有多种其他功能。比如，通过参与体育运动，人们可以改善和提高人际交往技能。许多体育活动必须通过集体合作才能完成，参与体育运动能够增加人与人之间的交流，打破自我封闭，改善个人对生活的看法和行为方式，乃至自己的个性。

体育运动还具备生命美学功能和教育功能。体育对人的生命之美有极大的激发促进作用，对人的身心促进与发展，良好生活习惯的养成都具有重要的作用。体育运动通过发展人的认知能力、完善人的性格、气质及增强人的意志品质，也可以发挥健康心理的作用。

从以上角度来考虑，用运动干预来改善抑郁症，具有相当程度的契合度。

抑郁症运动干预方案要素设计

1. 体适能诊断与评估

体适能诊断与评估是对患者进行运动干预的前提条件，是制定体育锻炼计划的重要依据。该环节主要由体育锻炼指导师负责实施，其评估步骤、评估过程及评估内容如表 4.6：

表 4.6　体能诊断与评估

评估步骤	评估过程	评估内容
第一步	谈话交流评估	口头询问并记录患者否有疾病或关节损伤史、康复情况、生活方式等
第二步	体征体成分评估	主要检测评估：身高、体重、静心率、血压、体成分
第三步	基础体能评估	一般来说主要测试四项：柔韧性、最大肌力、肌耐力、心肺耐力。
第四步	体态功能评估	比如 FMS（身体功能动作筛查）

2. 体育锻炼目标的制定

抑郁症运动干预目标体系由总目标、阶段锻炼目标、周锻炼目标、训练课锻炼目标构成，是制定体育锻炼计划的重要依据。抑郁症运动干预的主旨目标是改善患者抑郁临床表现，但这一目标的实现显然不可能一蹴而就，需要分阶段逐步予以实施，其落脚点在日常训练课，因此训练课的质量（或训练效果）直接影响训练目标的达成。

3. 体育锻炼内容的设计

制定体育锻炼计划和掌握体育锻炼过程是体育锻炼指导师执教能力、职业水平的重要体现。抑郁症运动干预训练课由准备部分、基本部分、结束部分三个板块构成。

①准备部分。

目的：进行身体机能动员，预防运动损伤

内容：慢跑和功率单车等有氧运动、拉伸练习等。

时间：约 10 分钟

②基本部分。

目的：掌握科学规范的运动技能，提高体适能水平，促进患者有效交往。

内容：一般素质练习（力量、耐力、柔韧、灵敏、速度等）、功能性练习、素质拓展等。

时间：约 30 分钟

③结束部分。

目的：及时消除疲劳

内容：恢复再生练习（泡沫轴、按摩棒等）

时间：约 5 分钟

4. 体育锻炼方法的选择

①持续训练法。

持续训练法是指负荷强度较低，负荷时间较长，无间断地连续进行练习的训练方法。练习时，平均负荷心率指标应在每分钟 130 – 170 次之间。

②重复训练法。

重复训练法是指在不改变动作结构及其外部运动负荷的情况下，按一定要求反复练习，各次（组）练习之间的间歇时间要使运动员完全恢复，每一次练习都要在完全恢复条件下进行的训练方法。重复训练法主要用于提高速度素质。

③间歇训练法。

间歇训练法是指对动作结构和负荷强度、间歇时间提出严格的要求，以使机体处于不完全恢复状态下，反复进行练习的训练方法。该训练法优点在于练习期间及中间间歇期间均能使心率持在最佳范围之内，改善心泵功能。德国心脏学家赖因德尔和教员倍施勒提出间歇训练理论，认为训练时心率达 170 – 180 次/分钟，间歇后到心率达 100 – 125 次/分钟时再进行训练，这样有利于增强心泵功能。

④循环训练法。

循环训练法是日常健身运动训练方法之一。根据训练的具体任务，建立若干练习站或练习点，患者按规定顺序、路线，依次循环完成每站所规定的练习内容和要求的训练方法。是一种综合形式的练习方法，比较生动活泼，能提高患者的练习情绪和积极性。

5. 体育锻炼的基本原则

①区别对待原则。

区别对待原则是指对于不同患者、不同的任务及不同的训练条件，都应有区别地组织安排各自相应的训练过程，选择相应的训练内容，给予相应的训练负荷的训练原则。

②适宜负荷原则。

根据患者的现实可能和人体机能的适应规律以及提高患者体适能的需要，在训练中给予相应量度的负荷，通过生物适应过程、提高机体能力和取得理想训练效果的训练原则。

③周期性原则。

指训练工作的安排要按照一定的周期循环往复地进行。而每一个新的周期都应在原有的周期的基础上提高。

④动机激励原则。

动机激励原则是指通过多种方法和途径，激发患者主动从事艰苦训练的动机和行为的训练原则。遵循这一原则可启发患者更高的训练积极性和主动性，培养他们独立思考能力、创造能力和自我调控的能力，及时他们以最大的动力，高质量、高效率地完成训练任务。

⑤身心全面发展原则。

指在体育锻炼过程中，锻炼内容的选择和安排要全面多样，使锻炼者身体的各个部位、器官、系统机能，各种身体素质和基本活动能力都得到全面发展，同时，通过身体锻炼，提高锻炼者心理状态的适应能力。

⑥有效控制原则。

指以系统科学的理论与方法为依据，以最优化训练控制为目标，以立体化训练控制为基础，以信息化训练控制为条件，以模型化训练控制为基本方法，对体育锻炼全过程实施全方位的优化控制，以实现体育锻炼的科学化。

第五部分

政策文件

关于印发新型冠状病毒感染的肺炎疫情紧急心理危机干预指导原则的通知

肺炎机制发〔2020〕8 号

各省、自治区、直辖市应对新型冠状病毒感染的肺炎疫情联防联控工作机制（领导小组、指挥部）：

为指导各地科学、规范地开展新型冠状病毒感染的肺炎疫情相关心理危机干预工作，现将《新型冠状病毒感染的肺炎疫情紧急心理危机干预指导原则》印发给你们，请各地参照执行。执行中发现的问题请及时反馈国家卫生健康委疾控局。

联系人：国家卫生健康委疾控局　张树彬

联系电话：010－68792352

应对新型冠状病毒感染的肺炎疫情联防联控工作机制

2020 年 1 月 26 日

新型冠状病毒感染的肺炎疫情
紧急心理危机干预指导原则

本指导原则应当在经过培训的精神卫生专业人员指导下进行实施。

一、组织领导

心理危机干预工作由各省、自治区、直辖市应对新型冠状病毒感染的肺炎疫情联防联控工作机制（领导小组、指挥部）统一领导，并提供必要的组织和经费保障。

由全国精神卫生、心理健康相关协会、学会发动具有灾后心理危机干预经验的专家，组建心理救援专家组提供技术指导，在卫生健康行政部门统一协调下，有序开展紧急心理危机干预和心理疏导工作。

二、基本原则

（一）将心理危机干预纳入疫情防控整体部署，以减轻疫情所致的心理伤害、促进社会稳定为前提，根据疫情防控工作的推进情况，及时调整心理危机干预工作重点。

（二）针对不同人群实施分类干预，严格保护受助者的个人隐私。实施帮助者和受助者均应当注意避免再次创伤。

三、制定干预方案

（一）目的。

1. 为受影响人群提供心理健康服务；

2. 为有需要的人群提供心理危机干预；

3. 积极预防、减缓和尽量控制疫情的心理社会影响；

4. 继续做好严重精神障碍管理治疗工作。

（二）工作内容。

1. 了解受疫情影响的各类人群的心理健康状况，根据所掌握的信息，及时识别高危人群，避免极端事件的发生，如自杀、冲动行为等。发现可能出现的群体心理危机苗头，及时向疫情联防联控工作机制（领导小组、指挥部）报告，并提供建议的解决方案。

2. 综合应用各类心理危机干预技术，并与宣传教育相结合，提供心理健康服务。

3. 培训和支持社会组织开展心理健康服务。

4. 做好居家严重精神障碍患者的管理、治疗和社区照护工作。

（三）确定目标人群和数量。新型冠状病毒感染的肺炎疫情影响人群分为四级。干预重点应当从第一级人群开始，逐步扩展。一般性宣传教育要覆盖到四级人群。

第一级人群：新型冠状病毒感染的肺炎确诊患者（住院治疗的重症及以上患者）、疫情防控一线医护人员、疾控人员和管理人员等。

第二级人群：居家隔离的轻症患者（密切接触者、疑似患者），到医院就诊的发热患者。

第三级人群：与第一级、第二级人群有关的人，如家属、同事、朋友，参加疫情应对的后方救援者，如现场指挥、组织管理人员、志愿者等。

第四级人群：受疫情防控措施影响的疫区相关人群、易感人群、普通公众。

（四）目标人群评估、制定分类干预计划。评估目标人群的心理健康状况，及时识别区分高危人群、普通人群；对高危人群开展心理危机干预，对普通人群开展心理健康教育。

（五）制定工作时间表。根据目标人群范围、数量以及心理危机干预人员数，安排工作，制定工作时间表。

四、组建队伍

（一）心理救援医疗队。可单独组队或者与综合医疗队混合编队。人员以精神科医生为主，可有临床心理工作人员和精神科护士参加。有心理危机干预经验的人员优先入选。单独组队时，配队长1名，指派1名联络员，负责团队后勤保障和与各方面联系。

（二）心理援助热线队伍。以接受过心理热线培训的心理健康工作者和有突发公共事件心理危机干预经验的志愿者为主。在上岗之前，应当接受新型冠状病毒感染的肺炎疫情应对心理援助培训，并组织专家对热线人员提供督导。

五、工作方式

（一）由精神卫生、心理健康专家及时结合疫情发展和人群心理状况进行研判，为疫情联防联控工作机制（领导小组、指挥部）提供决策建议和咨询，为实施心理危机干预的工作人员提供专业培训与督导，为公众提供心理健康宣传教育。

（二）充分发挥"健康中国"、"12320"、省级健康平台、现有心理危机干预热线和多种线上通讯手段的作用，统筹组织心理工作者轮值，提供 7 * 24 小时在线服务，及时为第三级、第四级人群提供实时心理支持，并对第一、二级人群提供补充的心理援助服务。

（三）广泛动员社会力量，根据受疫情影响的各类人群的需求和实际困难提供社会支持。

附件：针对不同人群的心理危机干预要点

附件
针对不同人群的心理危机干预要点
一、确诊患者

（一）隔离治疗初期。

心态：麻木、否认、愤怒、恐惧、焦虑、抑郁、失望、抱怨、失眠或攻击等。

干预措施：

1. 理解患者出现的情绪反应属于正常的应激反应，作到事先有所准备，不被患者的攻击和悲伤行为所激怒而失去医生的立场，如与患者争吵或过度卷入等。

2. 在理解患者的前提下，除药物治疗外应当给予心理危机干预，如及时评估自杀、自伤、攻击风险、正面心理支持、不与患者正面冲突等。必要时请精神科会诊。解释隔离治疗的重要性和必要性，鼓励患者树立积极恢复的信心。

3. 强调隔离手段不仅是为了更好地观察治疗患者，同时是保护亲人和社会安全的方式。解释目前治疗的要点和干预的有效性。

原则：支持、安慰为主。宽容对待患者，稳定患者情绪，及早评估自杀、自伤、攻击风险。

（二）隔离治疗期。

心态：除上述可能出现的心态以外，还可能出现孤独、或因对疾病的恐惧而不配合、放弃治疗，或对治疗的过度乐观和期望值过高等。

干预措施：

1. 根据患者能接受的程度，客观如实交代病情和外界疫情，使患者作到心中有数；

2. 协助与外界亲人沟通，转达信息；

3. 积极鼓励患者配合治疗的所有行为；

4. 尽量使环境适宜患者的治疗；

5. 必要时请精神科会诊。

原则：积极沟通信息、必要时精神科会诊。

（三）发生呼吸窘迫、极度不安、表达困难的患者。

心态：濒死感、恐慌、绝望等。

干预措施：镇定、安抚的同时，加强原发病的治疗，减轻症状。

原则：安抚、镇静，注意情感交流，增强治疗信心。

（四）居家隔离的轻症患者，到医院就诊的发热患者。

心态：恐慌、不安、孤独、无助、压抑、抑郁、悲观、愤怒、紧张，被他人疏远躲避的压力、委屈、羞耻感或不重视疾病等。

干预措施：

1. 协助服务对象了解真实可靠的信息与知识，取信科学和医学权威资料；

2. 鼓励积极配合治疗和隔离措施，健康饮食和作息，多进行读书、听音乐、利用现代通讯手段沟通及其他日常活动；

3. 接纳隔离处境，了解自己的反应，寻找逆境中的积极意义；

4. 寻求应对压力的社会支持：利用现代通讯手段联络亲朋好友、同事等，倾诉感受，保持与社会的沟通，获得支持鼓励；

5. 鼓励使用心理援助热线或在线心理干预等。

原则：健康宣教，鼓励配合、顺应变化。

二、疑似患者

心态：侥幸心理、躲避治疗、怕被歧视，或焦躁、过度求治、频繁转院等。

干预措施：

1. 政策宣教、密切观察、及早求治；

2. 为人为己采用必要的保护措施；

3. 服从大局安排，按照规定报告个人情况；

4. 使用减压行为、减少应激。

原则：及时宣教、正确防护、服从大局、减少压力。

三、医护及相关人员

心态：过度疲劳和紧张，甚至耗竭，焦虑不安、失眠、抑郁、悲伤、委屈、无助、压抑、面对患者死亡挫败或自责。担心被感染、担心家人、害怕家人担心自己。过度亢奋，拒绝合理的休息，不能很好地保证自己的健康等。

干预措施：

1. 参与救援前进行心理危机干预培训，了解应激反应，学习应对应激、调控情绪的方法。进行预防性晤谈，公开讨论内心感受；支持和安慰；资源动员；帮助当事人在心理上对应激有所准备。

2. 消除一线医务工作者的后顾之忧，安排专人进行后勤保障，隔离区工作人员尽量每月轮换一次。

3. 合理排班，安排适宜的放松和休息，保证充分的睡眠和饮食。尽量安排定点医院一线人员在医院附近住宿。

4. 在可能的情况下尽量保持与家人和外界联络、交流。

5. 如出现失眠、情绪低落、焦虑时，可寻求专业的心理危机干预或心理健康服务，可拨打心理援助热线或进行线上心理服务，有条件的地区可进行面对面心理危机干预。持续 2 周不缓解且影响工作者，需由精神科进行评估诊治。

6. 如已发生应激症状，应当及时调整工作岗位，寻求专业人员帮助。

原则：定时轮岗，自我调节，有问题寻求帮助。

四、与患者密切接触者（家属、同事、朋友等）

心态：躲避、不安、等待期的焦虑；或盲目勇敢、拒绝防护和居家观察等。

干预措施：

1. 政策宣教、鼓励面对现实、配合居家观察；

2. 正确的信息传播和交流，释放紧张情绪。

原则：宣教、安慰、鼓励借助网络交流。

五、不愿公开就医的人群

心态：怕被误诊和隔离、缺乏认识、回避、忽视、焦躁等。

干预措施：

1. 知识宣教，消除恐惧；

2. 及早就诊，利于他人；

3. 抛除耻感，科学防护；

原则：解释劝导，不批评，支持就医行为。

六、易感人群及大众

心态：恐慌、不敢出门、盲目消毒、失望、恐惧、易怒、攻击行为和过于乐观、放弃等。

干预措施：

1. 正确提供信息及有关进一步服务的信息；

2. 交流、适应性行为的指导；

3. 不歧视患病、疑病人群；

4. 提醒注意不健康的应对方式（如饮酒、吸烟等）；

5. 自我识别症状。

原则：健康宣教，指导积极应对，消除恐惧，科学防范。

关于印发新冠肺炎疫情心理疏导工作方案的通知

联防联控机制发〔2020〕34 号

各省、自治区、直辖市及新疆生产建设兵团应对新型冠状病毒肺炎疫情联防联控机制（领导小组、指挥部）：

目前，我国新冠肺炎疫情防控形势发生积极向好变化，不同人群心理状况也随之变化。为贯彻落实中央领导同志指示精神，进一步加强重点人群心理疏导和心理干预，现将《新冠肺炎疫情心理疏导工作方案》印发给你们，请认真贯彻落实。

国务院应对新型冠状病毒肺炎疫情联防联控机制

2020 年 3 月 18 日

新冠肺炎疫情心理疏导工作方案

新冠肺炎疫情发生后，为指导各地做好不同人群心理危机干预工作，1 月 26 日联防联控工作机制印发《新型冠状病毒感染的肺炎疫情紧急心理危机干预指导原则》。目前，我国新冠肺炎疫情防控形势发生积极向好变化，不同人群心理状况也随之变化。为进一步加强重点人群心理疏导和心理干预，制定本方案。

一、工作目标

针对患者及其家属、病亡者家属、一线工作人员等重点人群，开展心理疏导、心理干预等心理服务，维护公众心理健康，促进社会和谐稳定。

二、工作措施

（一）加强患者及家属的心理疏导。

各地医疗卫生机构要关注患者的心理健康状况，由心理治疗师、社会工作者等提供心理疏导服务。对于心理健康状况较差的患者，及时进行评估干预，必要时请精神科医师会诊。在患者出院时，将使用精神科药物干预患者的有关资料转交到隔离点或患者所在地区的基层医疗卫生机构，确保治疗的延续性。（卫生健康部门负责）

湖北武汉等受疫情影响严重地区的区县新冠肺炎防控指挥部要组建由精神卫生和心理健康专业人员、社会工作者等组成的服务队，对治愈隔离患者提供心理服务，重点为焦虑抑郁、失眠、创伤后应激障碍等患者提供心理疏导，及时识别自伤、自杀、攻击或其他精神病性症状人群，由精神科医生会诊或转入精神卫生医疗机构治疗。（卫生健康、民政部门负责）

城乡社区工作者要加强对患者家属及治愈归家患者的人文关怀，帮助患者恢复正常生活。引导社区居民正确对待患者及家属，避免歧视。通过组织动员社会工作者和专业志愿者等力量，为城乡社区有心理问题的治愈患者及家属提供精神慰籍、心理抚慰、社会融入等服务，及时识别有严重心理行为问题的个体，并向精神卫生医疗机构转介。（民政部门牵头，卫生健康部门配合）

（二）做好病亡者家属关心关爱及心理疏导。各地民政、卫生健康、工会、共青团、妇联、残联等部门要加强对病亡者家属的关心、关爱，组织社会工作服务机构、精神卫生医疗机构等为其提供社会支持、心理干预服务，引导其宣泄哀伤情绪，帮助其顺利度过哀伤期，恢复正常生活。病亡者所在单位、社区等应当建立关爱帮扶小组，为有需求的病亡者家属提供关爱帮扶和心理支持。对出现严重心理问题的家属，协助其到当地精神卫生机构就诊。湖北省、武汉市等疫情严重地区要做好骨灰分批交接安葬的工作预案，强化人文关怀，指导通过网上等方式寄托哀思，避免人群集聚。（民政、卫生健康、工会、共青团、妇联、残联等部门负责）

（三）强化低保对象、特困人员、特殊困难老年人、困境儿童、流浪乞讨人员、残疾人等心理支持。民政、妇联、残联等部门要动员和引导慈善组织、社会工作服务机构、志愿服务组织等社会力量，为低保对象、特困人员、特殊困难老年人、困境儿童、流浪乞讨人员、残疾人等群体提供生活救助和关爱帮扶。湖北省、武汉市民政、妇联、残联等部门要摸清低保对象、特困人员、孤寡老人、孤儿、困境儿童、残疾人等群体的具体情况，把日常生活服务和保障与心理服务相结合，了解工作对象心理特点，针对性地提供心理支持或协助寻求心理专业人员帮助。（民政、妇联、残联等部门负责）

（四）做好疫情防控医务工作者心理服务。各地卫生健康部门要充分利用当地精神卫生、心理健康及社会工作服务资源，为医务工作者提供心理服务。对一线医务人员加强关心关爱，在轮休期间由精神卫生专业人员组织开展放松训练等活动。对出现明显应激反应的医务人员，要进行针对性的个体心理治疗或适当的药物干预。湖北省、武汉市要充分发挥当地精神卫生医疗机构和援鄂心理救援队的作用，通过讲座、团体辅导、个体咨询、网络平台、心理热线等方式，为医务人员提供心理服务。（卫生健康部门负责）

（五）加强公安民警等一线工作人员心理疏导。公安、司法行政、民政、工会等部门要做好公安民警（辅警）、司法行政干警、社区工作者、基层工作人员、下沉干部等值班、轮班安排，利用本系统资源或社会资源，对一线工作人员提供心理服务，对有严重心理行为问题的个体进行主动干预。为因疫情防控殉职的民警（辅警）、社区工作者、基层工作人员等的家属加强心理疏导。湖北省、武汉市要发挥各类志愿者作用，注意识别、发现有心理需求或可能有严重心理问题的个体，及时通过社区干部联系心理服务专业人员和社会工作者进行评估、干预。（政法委、公安、司法行政、民政、工会等部门负责）

（六）加强特殊人群管理服务。各地要建立健全基层综合管理小组，加强公安监所被监管人员、服刑人员、社区矫正对象、刑满释放人员、强制隔离戒毒人员、强制隔离戒毒解戒人员、社区戒毒社区康复人员、参加戒毒药物维持治疗人员和自愿戒毒人员、易肇事肇祸严重精神障碍患者等特殊人群管理服务。信访部门要畅通诉求表达渠道，引导利益受损群众理性反映诉求，做好思想疏导工作。湖北省、武汉市要做好滞留在鄂、在汉人员特别是生活困难、经济损失较大人群的心理服务。对有典型心理行为问题的利益受损群体，引入心理服务工作人员配合进行矛盾处理或纠纷化解，预防极端事件发生。（政法委、公安、民政、司法行政、卫生健康、信访部门负责）

（七）积极开展广大群众心理疏导。各地宣传、广电部门要发挥各类媒体作用，做好心理健康知识普及和国家政策解读，及时疏导广大群众因长期隔离带来的负面情绪，营造强信心、暖人心、聚民心的社会氛围。教育、工会、共青团、妇联等部门要利用各类线上、线下心理服务资源，加强对学生、机关企事业单位员工、妇女儿童等不同人群的心理疏导。湖北省、武汉市要将心理服务融入网格化管理工作，对仍有确诊病例的小区，安排心理服务专业人员、社会工作者或志愿者，及时疏导居民长期封闭管理产生的负面情绪。(宣传、广电、教育、工会、共青团、妇联负责)

三、保障措施

(一)各地要将新冠肺炎疫情心理服务纳入疫情防控整体工作部署，建立党政领导、部门协作、社会动员的工作机制。

(二)各地结合实际情况，对心理服务提供资金支持。支持精神卫生医疗机构、社会工作服务机构、社会心理服务机构等参与心理服务工作。

(三)各地要对心理服务工作者、社会工作者、专业志愿者等开展培训，提升服务水平，恪守职业道德，保护服务对象个人隐私。

(四)各地卫生健康部门要对不同人群心理健康状况进行评估，及时调整心理服务工作重点。通过委托第三方等方式对有关机构心理服务情况及效果进行评价。

国务院办公厅转发国家卫生健康委、人力资源社会保障部、财政部关于改善一线医务人员工作条件切实关心医务人员身心健康若干措施的通知

国办发〔2020〕4 号

各省、自治区、直辖市人民政府，国务院各部委、各直属机构：

国家卫生健康委、人力资源社会保障部、财政部《关于改善一线医务人员工作条件切实关心医务人员身心健康的若干措施》已经国务院同意，现转发给你们，请认真贯彻执行。

国务院办公厅

2020 年 2 月 10 日

关于改善一线医务人员工作条件切实
关心医务人员身心健康的若干措施

国家卫生健康委　人力资源社会保障部　财政部

新冠肺炎疫情发生以来，广大医务人员积极响应党中央号召，不顾个人安危，迎难而上，英勇奋战在抗击疫情的最前线，为保护人民生命健康作出了重大贡献，用实际行动践行了"敬佑生命、救死扶伤、甘于奉献、大爱无疆"的崇高精神。当前，全国疫情防控进入关键时期，医务人员面临着工作任务重、感染风险高、工作和休息条件有限、心理压力大等困难。

保护关爱医务人员是打赢疫情防控阻击战的重要保障，为改善一线医务人员工作条件，切实关心医务人员身心健康，使他们更好地投入疫情防控工作，现提出以下工作措施：

一、改善医务人员工作和休息条件

加强医疗卫生机构硬件设施改造，加强医务人员职业暴露的防护设施建设和设备配置，使收治病人的医疗卫生机构满足传染病诊疗和防控要求。要重点改造医生办公室、值班室和休息室，营造有利于医务人员工作的良好环境。要为医务人员提供良好后勤服务，保障医务人员充足的睡眠和饮食。县级以上地方人民政府可依法征用医院周边酒店作为医务人员休息场所，以满足一线医务人员单人单间休息条件，并对基本生活用品保证供应。

二、维护医务人员身心健康

（一）要合理安排医务人员作息时间。根据疫情防控实际，科学测算医务人员工作负荷，合理配置医务人员，既满足医疗服务需求，又保障医务人员休息时间。对于因执行疫情防控不能休假的医务人员，在防控任务结束后，由所在医疗卫生机构优先安排补休。允许需要紧急补充医护人员等疫情防控工作人员的相关医疗卫生机构简化招聘程序。

（二）加强医务人员个人防护，最大限度减少院内感染。要尽一切可能配齐防护物资和防护设备，防护用品调配要向临床一线倾斜。

（三）组织做好一线医务人员健康体检，发现医务人员感染及时隔离，尽最大可能减少医务人员之间、医务人员与病人之间交叉感染。

（四）加强医务人员心理危机干预和心理疏导。开展医务人员心理健康评估，强化心理援助措施，有针对性地开展干预和心理疏导，减轻医务人员心理压力。

三、落实医务人员待遇

（一）各地要按照《人力资源社会保障部 财政部关于建立传染病疫情防治人员临时性工作补助的通知》（人社部规〔2016〕4号）和《财政部 国家卫生健康委关于新型冠状病毒感染肺炎疫情防控有关经费保障政策的通知》（财社〔2020〕2号）有关要求，统计疫情防控一线医务人员和防疫工作者工作情况，由同级卫生健康部门会同人力资源社会保障、财政部门按月审核，报经国家卫生健康委审核并报人力资源社会保障部、财政部审定后，由同级财政部门在次月垫付临时性工作补助经费，中央财政据实结算。

（二）各级人力资源社会保障、财政部门要会同卫生健康部门，在同级政府领导下，根据实际情况，因地制宜及时向防控任务重、风险程度高的医疗卫生机构核增不纳入基数的一次性绩效工资总量，并指导有关单位搞好内部分配，向加班加点特别是作出突出贡献的一线人员倾斜。

（三）各地要落实好《人力资源社会保障部 财政部 国家卫生健康委关于因履行工作职责感染新型冠状病毒肺炎的医护及相关工作人员有关保障问题的通知》（人社部函〔2020〕11号），开通工伤认定绿色通道，切实保障好医务人员合法权益。

四、提高卫生防疫津贴标准

为进一步保障新冠肺炎疫情防疫人员权益，根据《国务院办公厅关于加强传染病防治人员安全防护的意见》（国办发〔2015〕1号），出台提高卫生防疫津贴标准的政策。各地要按照政策规定及时抓好落实，特别是对参与新冠肺炎疫情防疫人员，要及时足额发放到位。

五、加强对医务人员的人文关怀

各地要动员组织社会力量，发动志愿者或专门人员，对一线医务人员展开慰问，定期了解他们的需求和困难，建立台账，积极协调解决。加大对参与疫情防控工作医务人员的关怀力度，为一线医务人员和家属建立沟通联络渠道，尽量不安排双职工的医务人员同时到一线工作，对家有老人和孩子需要照顾的医务人员要尽可能创造条件使其兼顾家庭。要安排志愿者或专门人员对有家庭困难的一线医务人员家属进行对口帮扶。

六、创造更加安全的执业环境

严格落实国家卫生健康委、最高人民法院、最高人民检察院、公安部《关于做好新型冠状病毒肺炎疫情防控期间保障医务人员安全维护良好医疗秩序的通知》（国卫医函〔2020〕43号）的各项安全防范措施，加大警力投入，完善问责机制，对发现有歧视孤立一线医务人员及其家属行为的，要及时进行批评教育，情节严重的依法予以处理。对在疫情防控工作中伤害医务人员的，要坚决依法严肃查处，维护正常医疗卫生秩序。

七、弘扬职业精神做好先进表彰工作

利用多种形式加大对医务人员职业精神的宣传力度，深入挖掘宣传在抗击疫情工作中作出突出贡献的医务团队和个人，共同营造尊医重卫的良好氛围。将医务人员在重大自然灾害或突发公共卫生事件中的表现作为职称评审中医德医风考核的重要内容。可根据《事业单位工作人员奖励规定》开展及时奖励，并结合疫情防控工作进展，做好对作出突出贡献的医务团队和个人的及时性表彰工作，为做好疫情防控工作增强信心、凝聚力量。

各地卫生健康、人力资源社会保障和财政等相关部门要按照党中央、国务院决策部署，密切配合，全力做好各项工作，以高度负责的态度、务实到位的举措，切实改善一线医务人员工作条件，关心医务人员身心健康，保障医务人员权益，为坚决打赢疫情防控阻击战提供有力保障。

中央应对新型冠状病毒感染肺炎疫情工作领导小组关于全面落实进一步保护关心爱护医务人员若干措施的通知

国发明电〔2020〕5号

各省、自治区、直辖市人民政府，国务院各部委、各直属机构：

新冠肺炎疫情发生以来，全国广大医务人员义无反顾冲上疫情防控第一线，同时间赛跑，与病魔较量，顽强拼搏、日夜奋战，以对党和人民高度负责的精神，为保护人民生命健康作出重大贡献。医务人员是战胜疫情的中坚力量，当前全国疫情防控进入关键时期，医务人员工作任务重、感染风险高、工作压力大，各地各有关部门务必高度重视对他们的保护、关心、爱护，加强各方面支持保障，解除他们的后顾之忧，使他们始终保持强大战斗力、昂扬斗志、旺盛精力，持续健康、心无旁骛投入战胜疫情斗争。现提出以下措施：

一、提高疫情防治人员薪酬待遇

各地要按规定向参与疫情防治的医务人员发放临时性工作补助、核增一次性绩效工资总量、对卫生防疫人员落实卫生防疫津贴政策。在此基础上，疫情防控期间，将湖北省（含援鄂医疗队，下同）一线医务人员临时性工作补助相应标准提高1倍，并确保发放到位，中央财政对湖北省全额补助；及时核增医疗卫生机构一次性绩效工资总量，将湖北省一线医务人员薪酬水平提高2倍；扩大卫生防疫津贴发放范围，确保覆盖全体一线医务人员，所需经费按现行渠道解决。

二、做好工伤认定和待遇保障

各地要做好因履行工作职责感染新冠肺炎医务人员的工伤认定，开辟绿色通道、简化理赔程序，保障医务人员及时享受工伤保险待遇。

三、实施职称评聘倾斜措施

参加疫情防治的一线医务人员在职称评聘中优先申报、优先参评、优先聘任。医务人员参加疫情防治经历可视同为一年基层工作经历。参加疫情防治的一线医务人员晋升职称、晋升岗位等级不受本单位岗位结构比例限制。

四、落实一线医务人员生活保障

加强生活服务和后勤保障，为一线医务人员提供基础性疾病药物、卫生用品以及干净、营养、便捷的就餐服务。征用医院周边有条件的宾馆、招待所等固定场所，为一线医务人员提供舒适的生活休息环境和与家人隔离的必要条件。采取专车接送解决定点医院一线医务人员通勤问题。

五、加强医务人员个人防护

全力救治受感染的医务人员。加强对疫情防护物资的统筹调配，医用防护用品要重点向疫情防控一线投放使用，特别是要全力保障定点救治医院和发热门诊、集中隔离观察点等一线医务人员防护物资需求，最大限度减少院内感染。

六、确保轮换休整到位

合理安排一线医务人员轮休，做好轮休医务人员隔离保障，对长时间高负荷工作人员安排强制休息。提前做好一线医务人员后备力量储备，及时排查轮换因身体、心理等原因不适合继续在一线的医务人员。疫情结束后，及时组织一次免费健康体检和疗养休养，并适当增加休息和带薪休假时间。

七、及时做好心理调适疏导

加强对一线医务人员的心理干预和疏导，开展心理健康评估，强化心理援助措施，减轻医务人员心理压力。一线医务人员所在单位党组织要通过谈心谈话、关怀问候等方式，密切关注医务人员思想动态、情绪变化，做到心理问题早发现、早干预、早疏导。

八、切实落实有困难家庭的照顾帮扶

深入了解一线医务人员特别是援鄂医疗队队员家庭实际困难，建立台账，分类施策，切实解决一线医务人员后顾之忧。开通一线医务人员家属就医绿色通道，建立社区干部联系帮扶一线医务人员家庭制度，帮助解决老幼照护等实际困难。对于一线医务人员子女教育给予更多帮助关爱。

九、创造更加安全的执业环境

严格落实各项安全防范措施，加大力量投入，完善问责机制，维护医疗秩序，保障医务人员合法权益。对于伤害医务人员的，坚决依法严肃查处。

十、开展烈士褒扬和先进表彰

依法做好因疫情防控牺牲殉职人员的烈士评定和褒扬工作，全面做好抚恤优待。利用多种形式、渠道加大对医务人员职业精神的宣传力度。根据国家有关规定，开展医务人员及时奖励，对涌现出的先进典型进行及时表彰。对于获得表彰以及被认定为烈士的医务人员的子女，在入学升学方面按规定享受相关待遇。

地方各级党委和政府要按照党中央、国务院决策部署，坚决落实好以上政策措施，以高度负责的态度、务实到位的举措，切实保护关心爱护医务人员，为坚决打赢疫情防控阻击战提供有力保障。各级疫情防控工作领导小组要加强调度和督查，确保各项关心关爱政策落实到位。各级卫生健康部门要牵头逐一落实一线医务人员关心关爱政策措施，协调落实医务人员有关政策措施的资金保障，统筹用好党费、专项资金等各种渠道。各级人力资源社会保障部门要牵头进行政策统筹，分类研究提出具体建议，就相关政策形成具体化、易操作、可落地的措施和方案。各级财政部门要做好资金保障。各地医疗卫生机构要强化主体责任，结合实际做好相关保障工作，准确提供一线医务人员信息，确保精准、无遗漏。

中央应对新型冠状病毒感染肺炎
疫情工作领导小组
2020 年 2 月 22 日